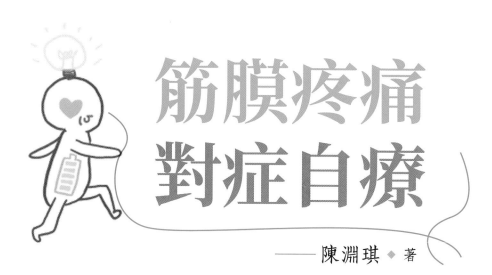

筋膜疼痛
對症自療

——陳淵琪 ◆ 著

晨星出版

　　這幾年自律神經、筋膜、自我保健等議題,變得十分熱門。由於科學驗證的儀器進步、對於人體有更多的認知,加上民眾對於身心健康更加自覺後,「**筋膜**」與「**自律神經**」成為熱門顯學。十多年前,在我的碩士論文中,也發現了**自我滾球放鬆**可以有效降低疼痛閾值,並且提升副交感神經活性,達到自律神經的平衡。但我們要如何將筋膜的理論套用在自我保健上呢?筋膜又到底是什麼概念?跟自律神經又有什麼關係?為什麼跟身心健康相關呢?

　　這本書中,我期望帶大家認識筋膜與自律神經、身心症狀的關係,藉由自我覺察、簡單的身體活動去了解跟協調自我的狀態,包括認識身體與情緒、自我能量活力之間的連結,去找到自己平衡的樣貌,使自我能更有彈性的適應外在的世界,並保持從容自在。

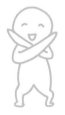
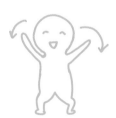
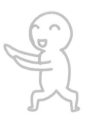
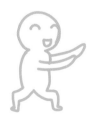
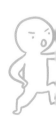

如果你正因為容易緊張、焦慮，常常覺得全身緊繃痠痛，甚至受睡眠不好、腸胃不適等小毛病困擾，在讀完這本書之後，除了能幫助你理解自己的狀態，並透過實際操作來改善不舒服的感覺，在跟你的治療師或醫師討論療程時，他們也能更明確的掌握你的治療進度。

　　如果你想要保健身心健康平衡，請把這本書當作身心病歷本，記錄並檢視自己的身心狀態，感受從容平穩的自在感。當然，如果已經有明顯的症狀困擾著你，也請就醫並配合醫師或治療師的療程喔！

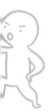
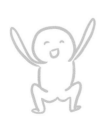
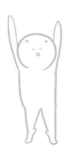
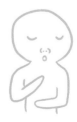

目 次

CONTENTS

第 **01** 章

了解「我」的現狀

痛不會死，
但會讓你痛到想死。

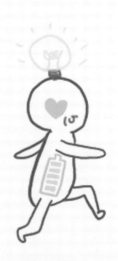

「您好，您是哪裡不舒服呢？」

「我不快樂。」一位年約半百的大姐這樣回答我。

「您可以說說看嗎？您希望我幫助您什麼呢？」

「聽你學妹說，你可以幫我？我全身都不舒服，我不知道我怎麼了，總之我不快樂。」

　　大姐不停的抱怨頭痛、腰痛、膝蓋痛、肩膀痛，她的疼痛到處亂跑，一下這裡、一下那裡，無時無刻的困擾著她，搞得她

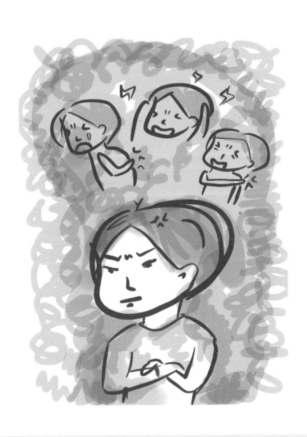

心情又煩躁、又鬱悶，到處找醫師、治療師、復健、整復、做SPA，連求神拜佛、禱告都做了。每次做完會覺得舒服一陣子，但很快又痛起來了，令她不勝其擾。

　　經過理學評估之後，我確認個案的疼痛不是急性的肌肉或關節問題，影像診斷也沒有明顯的神經壓迫或病變，病理檢驗都沒有明顯的問題。醫師的診斷是「肌筋膜疼痛」，處方則是「肌肉鬆弛劑，建議做物理治療」。大姐抱怨著每位醫師都說她沒問題，就叫她去復健，看到最後就要她去看精神科。她覺得很生氣，疼痛也都沒改變。

　　像這樣的個案，是我在臨床中主要的一群。他們因疼痛困擾導致情緒不佳、狀況不好，影響工作生活及人際關係……惡性循環不斷出現。但是，又因為X光常常看不到明顯問題，抽血檢查也找不到顯著病因，結果又再度陷入痛苦的輪迴之中。

　　人體很複雜，疼痛、痠痛是一種「感覺」，而我們會直覺「有疼痛就是有受傷或是有病變」，因此如果疼痛出現，就會想方設法找出「兇手」，似乎把兇手抓住，人就舒坦了。但其實有些疼痛狀況是很複雜的，並不一定能從現代的抽血、驗尿或者影像學就能找到原因，或有多重的因素導致疼痛的感受。甚至有研究指出，當生理結構受傷復原之後，大腦感受疼痛的路徑卻還依舊存在，因此才會有看起來沒事，但感覺依舊疼痛的狀況發生。

　　從上述的情況看來，不代表個案所說的疼痛是騙人的，我們要做的是更全面的調整身體、心裡的感受，去調和或取代疼痛的感覺。但首先身為醫療人員的第一步，就是要相信，**無論檢查結果如何，個案說痛就是真的痛**。

了解「我」的現狀

哪裡不舒服？

「您好，您是哪裡不舒服呢？」這是我每天工作要問的第一句話，得到的回答普遍是這裡痠或那裡痛，做哪些動作不舒服、疼痛，因為有特定困擾而來找物理治療師治療。但臨床久了，也遇到很多像上面故事的回答：「我整個人都不舒服」、「跟你說我很慘喔」、「我不知道，但我覺得就是不對勁」、「你不是治療師嗎？怎麼不知道我哪裡不舒服」，甚至有的人根本不說話。

剛畢業的時候，我總覺得這些個案好奇怪，怎麼會搞不清楚自己怎麼了？要是不快樂，不是應該去找樂子嗎？後來，隨著更了解每一個個案，以及諮詢過其他專業的醫療人員，再加上自己的生命歷程體驗，學習了顱薦椎療法與情緒釋放技巧，以及請教中醫師的父親之後，我才慢慢領悟到，身體的症狀與活動功能，跟心理的情緒和自我能量的狀態有非常密切的關聯，三項是建構一個完整的人最不可或缺、最根本的三個基柱。

在許多古老的概念中，都有這樣的系統：東方的身體陰陽氣血運行與西方的身心靈，我認為都是很相似的概念，每一種系統都有各自文化的脈絡與深厚的內涵，可見這樣倡導身心靈平衡的歷史淵遠流長。怎麼到了現代，人們卻好像逐漸遺失了守衡的能力呢？

早期的人們由於移動的地域有限，接觸的人數、人種都有限，社會的分工也相對簡單。即使部分族群的既有階級制度限制

了自由、剝奪了權利，早期的人們在一生中所要面對的選擇較少，反而擁有許多檢視自身、與天地自然相處的時間。

反觀在資訊過剩的現代，我們的生活充斥著太多選擇跟畫面，就像玩迷宮，走到後面你已經找不到自己應該有的位置跟形狀，因此感到困擾。這樣的困擾在生活中累積，就容易逐漸造成肌肉緊張、心理焦慮等身體或心理上的症狀。

不過，你還是能看到有些人，總是很穩定從容，不會被太多事情困擾，很明確的知道自己要什麼、不要什麼，作完選擇，身心自然就可以放鬆下來。在治療室，經常會出現以下的類似對話：

個案：「治療師，我最近肩頸很痠痛，早上起來很容易落枕。」

　我：「在做什麼事情之後會比較痠痛嗎？」

個案：「我也不知道，就都很痠痛。」

　我：「那有什麼時候會比較好嗎？」

個案：「上班之後活動一下會比較好，但到下午又痠痛了，晚上睡覺也不輕鬆，睡起來又容易落枕。真的很煩！」

　我：「你睡前都在做什麼呢？」

個案：「啊，我都躺在床上滑手機、打電動或追劇。我姿勢是很不好啦，就躺歪歪的，大概一兩個小時，但是滑手機的時候都不會不舒服啊。」（不好意思的歪頭笑了一下）

只要順著事情的脈絡回溯，我們常常就會發現，問題的根源在自己，但是卻又希望有人來幫我們解決問題。比方說，我常聽到許多個案因為疼痛去找醫師看診、找物理治療師治療，其實就是想知道「怎麼樣才會好」。然而真正能夠「好起來」的個案，都有相同的特徵：**認識自己、貫徹改變、持續實行。**

　　想讓自己時常保持輕鬆、舒適的狀態，第一步是了解「我」的現狀。

　　本書將介紹藉由身體的活動，去感受及評估自我狀態的方法。愈常操作，就愈能敏銳的感受到自己的狀態，盡速回到平衡舒適的範圍中，不容易堆積成問題。

　　假設把人比喻為一支智慧型手機，身體就是手機機體，心理是內建的作業系統和各種安裝的 APP，能量就像是電量。沒有同時具備這三樣，手機就沒有辦法發揮它的功能；如果系統沒有更新，或安裝的 APP 太多、又沒有定時清除內存，也容易當機。

　　人與 AI 的不同，在於我們有複雜的意識、情感、創造力及靈魂；同時也會因為愛、恨、害羞、懶惰、內疚、不好意思、責任等各種原因，而沒有把自己的狀態擺在第一線，日積月累之下會罹患多種疾病。如果我們可以向 AI 學習，定時檢測系統及各種 APP 運行狀況（心理），必要時進行修復、更新防衛、移除不必要的程式、清除內存垃圾、幫自己充電，才能以最好的狀態，舒適自在的活著。

身體──硬體設備

身體就像手機機體，其作業系統及各種安裝的 APP，讓手機可以發揮多用途的功能。硬體設備要是太舊、效能太差，系統再怎麼更新、APP 再好用也跑不動。就像想要跑步，但腳扭傷還沒好；想要爬山，關節卻因退化而疼痛，給人力不從心的感覺。同樣的，若是 APP 與系統不相容或手機電量不足時，再新版本的手機也無用武之地。

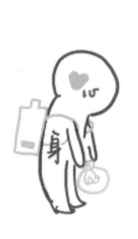
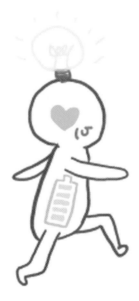

💜 低能量的時候，就像背著沒有電的超大行動電源，別說要精神飽滿，連挺起身來的力氣都沒有了（左圖）。充滿能量的時候，整個人亮晶晶，做什麼都得心應手、精神飽滿、自在逍遙（右圖）。

身體也像硬體設備一樣，是最表面可以看得到、摸得到的，所以身體的活動能力、感覺、症狀等，是用來檢視自我身心靈整體狀態最容易的方式。這也是許多養生操、瑜伽等運動可以調和身心的原因之一。

本書是從物理治療與顱薦椎療法的角度切入，從骨骼、關節、肌肉、神經感受、大腦神經動作路徑等生理基礎，進而與身體和心理對話，設計了一套包括靜態書寫與動態身體活動的健康工具，讓大家能以簡單輕鬆方式，隨時保持身心的靈活與自在。

筋膜在哪裡？

「筋膜決定一切。」（Fascia is everything.）在筋膜的教科書中，我們都會看到這句話。這是什麼意思呢？

身體的物質構成是從受精卵細胞分裂而來，不同的細胞因為功能需求不同，會在成長的過程中特化成不同的細胞，然後同樣類型的細胞會組合成組織。這裡的組織，統稱為「結締組織」。接著，每種不同特性的結締組織再組合成器官、肌肉、骨骼等結構。

等等，那筋膜在哪裡？

廣義上來說，所有的身體組織都是結締組織。我們把特化的結締組織命名為不同的器官跟構造，但這些器官跟構造之間怎麼相互連結呢？想像一下，當我們要製造一個人，把骨骼架好、器

官擺進去、肌肉接上去之後，該怎麼讓系統運動？除了再加上補充能源的循環系統，負責訊號指令的神經系統，還必須要有一個整體的系統，才能互相聯結、傳遞與彼此支撐，讓每個單位都順利運動，這個整體的系統就是筋膜。

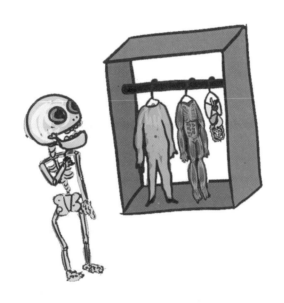

💙 人體由骨骼組成架構，但必須在其中添加內臟、肌肉才能有功能運作，覆蓋上皮膚才保護不受傷害。這一切都需要筋膜將其填充、串連、支撐，身體才能整合起來。

　　時下很常討論的「肌筋膜」，是包覆在肌肉纖維外側的其中一個筋膜，另外還有包覆內臟的內臟筋膜，位於皮下、感覺神經豐沛的淺層筋膜，在脊髓神經外層的硬脊膜等，都是筋膜不同的

化身。近年來關於筋膜系統的討論如此盛行，也是因為大家逐漸發現它的重要性，遠超過我們想像。

二〇一二年，愛爾蘭利莫里克大學研究發現，認定「腸繫膜」是一個完整的器官，並非我們原本想像的，只是把腸子連在一起的一灘爛肉而已，而整個腸道系統擁有複雜的神經系統，會因應外在的環境（如吃下壞掉的食物）跟內在的情緒（例如緊張壓力等）自行調節運動，不需要透過大腦給指令，因此也才有「腸道是第二個大腦」（Gut is the second brain.）的說法出現。現在你就知道，為什麼人總在緊張的時刻會想拉肚子啦！

不要小看你的身體，身體自我運作跟適應環境的智慧遠遠高於你的意識。在顱薦椎療法（Crainosacral Therapy）中，我們稱它為內在智慧（Inner Wisdom）。與它連結愈好，愈能輕鬆自在的生活，甚至享受生命的一切，無論好壞。

什麼是自律神經？

自律神經有些翻譯稱為自主神經，顧名思義是它有自己的一套主張，大腦沒辦法直接下指令，命令它工作或休息的神經系統，比如心跳、腸胃蠕動、生理期等。這些身體的系統運作都由自律神經在掌管，它維持了人體生理機能的所有運作，也是大腦腦神經裡的第十對迷走神經的分支。

原則上來說，自律神經仍然是從大腦衍生出來的神經系統。但想想，這些複雜的生理運作，如果每次的運作都需要大腦思考，好比說大腦決定能呼吸之後才呼吸，那大腦很快就會過熱當

機。所以，身體需要一個全自動化系統，就是自律神經系統，由它來掌管生理機制並且傳遞大腦感受到的環境、情緒、意識等，讓身體即時作出反應。

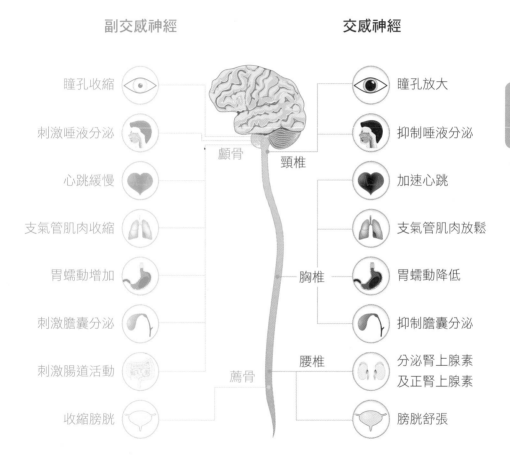

副交感神經　　　　　　　　　　　　交感神經

瞳孔收縮　　　　　　　　　　　　　　瞳孔放大

刺激唾液分泌　　　　　　　　　　　　抑制唾液分泌

顳骨　　頸椎

心跳緩慢　　　　　　　　　　　　　　加速心跳

支氣管肌肉收縮　　　　　　　　　　　支氣管肌肉放鬆

胃蠕動增加　　　　　　胸椎　　　　　胃蠕動降低

刺激膽囊分泌　　　　　　　　　　　　抑制膽囊分泌

腰椎

刺激腸道活動　　　薦骨　　　　　　　分泌腎上腺素
　　　　　　　　　　　　　　　　　　及正腎上腺素

收縮膀胱　　　　　　　　　　　　　　膀胱舒張

「戰鬥或逃跑」反應，是最常被用來解釋自律神經系統的例子。想像你獨自在空曠的草原，發現疑似獅子的動物在草叢後出現，我們首先會提高警覺，使自律神經中的交感神經噴發、肌肉收

17

縮、呼吸急促、肩膀提高、雙腿緊繃，甚至握緊木棍準備觀察是否需要奮命拼鬥。結果，動物從草叢中現身了，原來不是獅子，是隻可愛的鬆獅犬啊！這時候，你頓時鬆了一口氣、肩膀放鬆，伸手摸摸狗狗，接著就發現肚子也餓了起來，這就是副交感神經的提升。這是一個波動的平衡，會因應狀況而靈敏的調整。

現在又沒有獅子站在家門口，哪有什麼好緊張的？

問題就在現代人的生活周遭，充斥著太多比獅子還恐怖的壓力，像是站在你背後的主管、喜歡指指點點的親戚、考試成績、業績目標、嫌你不體貼的另一半，你就像站在籠子裡，外面充斥這些猛獸，每天在身邊踱來踱去，即使隔著籠子牠們咬不到你，但是卻能給你天大的壓力。這種時候，自律神經的天秤就會開始失衡了。

要是交感神經長期處在高標，副交感神經無法被誘發，長期下來會使得相關的器官運作出狀況，可能導致皮膚癢、胃脹氣、便祕、心悸、胸悶、慢性疼痛、生理期紊亂、睡眠障礙、心情焦慮、緊張、煩躁等惱人的問題。糟糕的是，自律神經還真的沒有特效藥可以治療；幸運的是，它可以不用藥，藉由身體運動跟情緒調整來自癒調節。

自律神經是具體的神經系統，同樣被筋膜組織包覆著，而筋膜組織是流動性、有彈性的，通常我們會用「非牛頓流體」註 來形容，像是濃稠的太白粉漿，靜態像是不動，但是充滿可塑性與流動性。因此，若把肢體調整到有彈性，能跟著身體流動起來，

就是保健身體肌肉關節與自律神經最簡單、直接的方法。

　　這不就是我們常聽到的「通則不痛、痛則不通」嗎？古人的智慧就是這樣平淡無華卻又精闢。

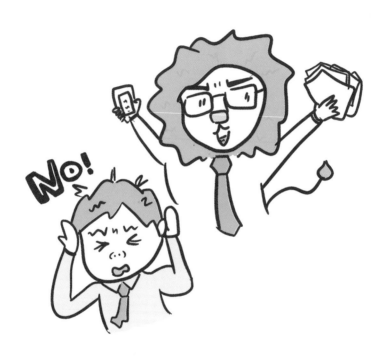

　　非牛頓流體（Non-Newtonian Fluid）是一種流體力學的概念，流體的黏度會因為受到的壓力或速度而變化，壓力愈大、黏度愈高，甚至成為暫時性的固體。常見的非牛頓流體包括：高分子聚合物溶液、熔融狀態的塑膠、血液、組織液等。對於非牛頓流體來說，作用於液體上的摩擦力，除了與目前的運動狀態，也與液體過去的運動狀態有關。也就是說，此種液體有記憶效應。你也可以在家中試製非牛頓流體，比例約是五份玉米粉配上三份水混合而成。（資料來源：維基百科、網路）

感受——作業系統與應用軟體

實體的身體軀殼是硬體，要發揮效用、執行功能就要靠作業系統與應用軟體，例如：緊張時，胸口會縮緊。這個過程必須經過大腦感受到緊張、回饋給神經系統，神經系統再去做指令的傳輸、讓肌肉系統產生收縮等。最後，我們「感受」到胸口緊緊的，再通知大腦：現在危險、不要動作。

「感受」，就像是手機的作業系統在整合身體、大腦與外在環境之後，我們所見到的表現，是非常複雜的身心運作。當系統沒有升級更新，就會在執行的時候產生問題，讓硬體無法發揮效能、甚至造成損害。除了硬體受損、老舊的問題之外，閒置無用的應用軟體也要定期檢查、移除，不然無法順暢執行功能。

身體與心理的對話

我有一個心理師的朋友，也是我的個案，有一次我在替他做徒手治療的時候，他流淚了，問我：「為什麼你幫我筋膜放鬆的時候，我想流淚呢？」我反問他：「為什麼呢？是洋蔥嗎？」他流著淚、微笑的說：「不，是感謝，我的身體有被照顧到的感覺，身體覺得很開心。」我也很感動的點點頭：「謝謝你願意由我的手，把自己照顧好。」因為我了解他，加上他是一名專業心理師，所以他知道我在跟他開玩笑，否則我當然不會回答是洋

蔥！正常來說，我會問：「你想到什麼？」藉由提問來引導個案說出身體或情緒的感受。

原來那陣子，他的個案爆量，加上各種事情忙碌，新聞訊息的轟炸，讓頸部、雙肩、頭都痛了起來，就連好好坐在電腦前打個案報告都感覺有困難。他笑著說：「真慚愧，我居然這麼忽視身體的求救訊號。」我告訴他：「你為了想要照顧更多的個案，所以忘了照顧自己吧！沒關係，記得常常來找我，讓我好好照顧你的身體。」

我的心理師朋友對於自己身體的反應，很自覺的感受到在各種症狀背後所帶來的提醒。他也提到許多有嚴重心理創傷的朋友，經常會以「身體完全沒感覺」來表現，彷彿身體不痛了、心裡就不痛了。這時候，心理師會透過他們的專業治療，帶領個案去連結身心的感受，才能真正面對完整的自己。

我有許多慢性疼痛的個案，若在療程中經評估與心理的情緒相關時，就會轉介給心理師，由兩個專業共同來提升身體與心理的能量。必要時，也可以由精神科醫師的處方用藥，系統性的讓個案能有更根本的進展。

藉由身體的動作受限、不舒適的體感，去連結你的情緒與感受，讓身體跟心理進行對話。從身體不適的部位，感受連結的情緒或事件，來放鬆身體、進而釋放情緒。相對的，也可以由情緒出發，覺察情緒出現的時候，身體哪個部位也會出現不舒服，接著設法舒緩不適感。但如果有嚴重的情緒問題困擾，建議還是需要諮詢專業的心理師，說明你正在做的運動跟身體上的反應。

了解「我」的現狀

能量——電量

　　「能量」這個名詞在正統西醫體制中有些陌生，在我大學四年的醫學院裡，是沒有提到這個玩意的。東方人比較能接受這個概念，至少我們一定都聽過所謂的「氣」，英文音譯翻為「Chi」。好巧不巧，「氣」跟我的中文名字淵琪的「琪」是一樣的拼法，所以有一次外國老師看到我的簽名是「chi」時，他還疑惑了一下。我跟他解釋剛好音譯相通，他笑著說，真是個很棒的名字。

　　在學習顱薦椎療法等徒手療法的過程中，也會提到能量（Energy），我對此很好奇，因此閱覽了很多書籍，也拜讀了李嗣涔教授的系列書籍。我很敬佩李教授運用科學的方式來解讀目前「感覺」上是玄學的領域，他提出了一些關於氣功、能量與身體電位之間的關係。

　　我相信，物質跟能量是互相連結的。人體除了物質構成之外，能量一定也存在其中。它的原理與如何運作，現在或許還無法理解。但是如果我們能充分感受自己的能量還剩多少，就像看手機電量剩百分之幾，能感受到哪種人事物會提升或減低你的能量，那麼我們就可以適時的充電跟趨吉避凶，遠離讓你消耗能量的吸血鬼，確保自己處在舒適的狀態，找到保持身心健康的方式。

檢查自己的能量

　　對於自我能量的感受，可作為整體身心狀態表現的訊號燈。當你感覺自己充滿能量的時候，不會心情不好或身體難受；相對的，遇到令人感覺能量耗弱的事物時，就會讓你渾身不對勁。例如，我提筆寫這本書的時間是二〇二一年五月，COVID-19正是疫情大爆發的時候，每個人都很緊張焦慮。我只要一看新聞報導，就感覺憤怒、焦慮、胸悶，心想：「啊，胸悶！糟糕會不會確診了……」，直到拿起超前部署買的血氧機量一下，確定情況正常、鬆了一口氣之後，看著大家搶購血氧機的新聞，很慶幸自己提前購買了，心裡有一種「還好、還好」的得意感。轉念一想，又覺得自己的想法很卑鄙，有內疚感。

　　在得知家裡附近的市場有確診者足跡，我又開始焦慮緊張，消毒消到手破皮，爸媽只是問一下買菜怎麼辦，我就火氣上來，不准他們出門，一頓碎碎念。這中間，還夾帶各種關於疫苗問題跟恐慌的報導……就這樣過了情緒起伏動盪的一週之後，我覺得所有事情累加在一起，實在太消耗我的整體能量，不僅睡不好、精神差、長濕疹、胸悶不斷、全身痠痛。我告訴自己，再這樣下去，還沒確診我就會先垮掉了。

　　於是，我戒掉了看記者會、新聞、看網路社群的習慣，按照規矩、認真消毒防護，告訴自己「盡力而為、正向以對」，再搭配上中醫師父親的防疫茶，醫師娘母親的藥膳，改為網購食材，有時再動手做個甜點，告訴自己，難得有這麼多時間閱讀、寫作、運動、做家事與家人相處。

了解「我」的現狀

到底會不會被感染？沒有人知道。看著新聞報導，知道驟逝的人那麼多，人生何其短暫又不可預測，還能待在家裡吹冷氣，有防護裝備可以穿戴，家人也都平安健康是何其幸運。於是，我重新思考人生的目標，整理自己的狀態。寫一本可以幫助大家健康自在、享受生命的書，是我一直以來的夢想，也是我一生的職志。以前覺得夢想太遠大，不知從何下手，就以工作忙碌為由逃避。不如趁疫情期間開始寫作吧！所以我決定把握當下，踏出寫書的第一步！回頭想想，防疫情期間反而是我身心最平衡、電量最滿的時期了。

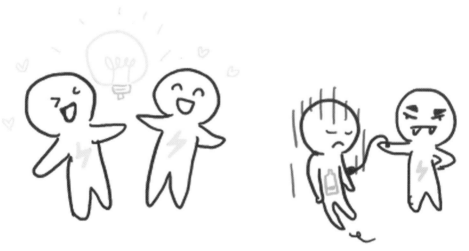

💜 你一定有過與臭味相投的好朋友聚在一起時，充滿光明愉悅的感覺。聚會完總有種充飽了電的感受（左圖）。但有些人，只要聊沒兩句，就會被他的負能量掏空，感覺整個人的能量都被消耗了，甚至連身體都覺得不舒服。（右圖）

關於能量的分享，從日常的生活中就可觀察到，不需要想得太過深奧，也不要視為玄學或是練功，而是把「能量」當作是身心整合的表現。如果身心狀態都良好，自身能量自然足夠；身、心只要其一狀態不好，能量自然就低落。能量的強弱正負，其實很直覺、很好分辨，只要掌握幾個觀察點，就能讓自己充滿能量、輕鬆自在。

本書分為兩大部分（書寫練習、動作檢視）及四個步驟（自我介紹、人體地圖、電量戰力圖、西瓜分享操）來調整我們的身心靈，幫助平衡自律神經，改善動作靈活度，讓生活能更愜意輕鬆、更自在。

準備好了嗎？我們開始吧！

第 **02** 章

認識「我」

你的身體比你的最高智慧還富於理性。有創造力的身體創造了精神，讓他做你意志的手臂。

——尼采

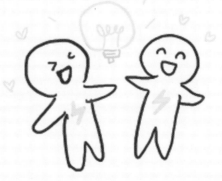

有一位孩子要考高中的媽媽個案，抱怨睡覺的時候，右邊的腰跟脖子總是很痠痛，讓她睡不好。

白天送孩子上學後，狀況還好；一到晚上陪孩子念書，腰和脖子又會開始痠痛。病理檢查找不出病因，治療後會改善。但沒多久，痠痛就會又來報到。

我請她寫下自己每天的行程，觀察自己的動作有沒有不對稱的部分，有沒有身體會歪一邊的時候。

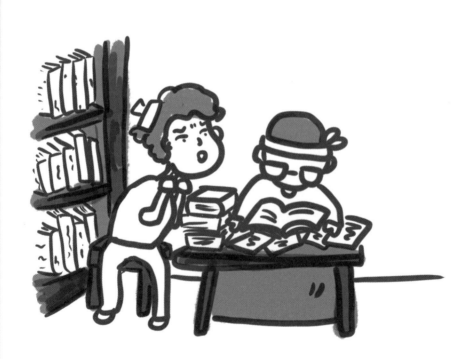

「不可能，我最注意姿勢了，我都一直在旁邊盯我的小孩，所以我也不會歪七扭八。」媽媽斬釘截鐵的這麼跟我說。

一週後，媽媽在畫孩子念書的書桌做紀錄時才發現，原來是她在陪孩子讀書的時候，因為怕影響到孩子，自己總是憋在牆角的位置，身體蜷在一起，加上內心緊張孩子的讀書狀況，不知不覺中，每晚都以不自然的姿勢硬撐一兩個小時，難怪到了要睡覺的時候，腰跟脖子總是非常痠痛。

你跟自己的身體熟嗎？

在臨床上，我發現許多人並不認識身體。在我們以往的教育過程中，其實沒有好好的認識過自己的身體。

課本上畫的簡單男女生人體卡通圖，就是我們認識人體的入門。進階一點，則到了我在念醫學類科系時，才從圖譜（解剖課本）認識人體。但那是真的人體嗎？更進一步，醫學院學生有機會接觸大體老師，那是我第一次看到自己之外的他人裸體，甚至連內臟都看透、摸透了。我心想，我了解大體老師的身體，似乎比了解自己的更多。

如果我連自己的身體都不認識，我怎麼能拜託身體乘載著我去面對人生呢？如果連自己的身體都不認識，怎麼會理解自己的身體能力跟狀態呢？

現代人的許多疾病，可歸因於不了解自己的身體，所以無法感知身體給你的訊號，等到發現訊號時，通常身體都已經發生狀況，輕則疼痛發炎、重則發生病變。

當身體發出呼救、產生症狀時，光是責怪、甚至憤怒怨懟自己的身體，對病情一點幫助也沒有。好好跟身體對話，才是邁向復原的第一步。

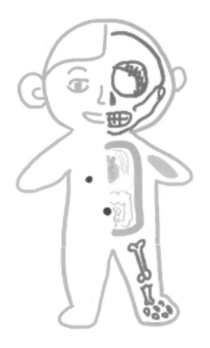

💜 人真的只是皮包肉、肉包骨嗎？

💡 及時感受身體的需求

　　現代人常見因久坐、工作、使用 3C 導致的肩頸痠痛，置之不理演變而成肌筋膜疼痛、骨刺、脊椎神經壓迫等疾病。骨病學大師安德魯泰勒醫師（Dr. Andrew Taylor Still）曾說：「身體是一個整體。」（Body is a unit.）身體的構造與功能是相互關聯的，並且具有自我調節、自我修復的能力。

因此，為了適應我們給身體的不良環境，身體會想辦法找出調節的方式，讓這個整體能夠運作，並配合精神上想要執行的動作，這種方式我們稱為「代償」，身體會找出一些替代方案，完成你心裡想要做的事情。比方說，要是長時間縮著脖子打字，造成頸椎壓力，身體為了幫助我們完成打字的動作，對應的組織增生變成了骨刺，協助支撐因為姿勢不良，壓力遽增的脖子，最後因為組織的增生或不堪負荷，最終又導致更嚴重的疼痛與不可逆的結構改變。

從這個例子可以知道，骨刺增生不是造成脖子痛或手麻的真正源頭，源頭是我們選擇了不當的姿勢。不良的使用身體，然而身體依舊想盡辦法要完成工作，最終導致疼痛的結果。很多個案跟我抱怨，為什麼只是跌了一跤，手就再也舉不起來？這是因為長期的代償，身體就像一個歪斜失衡的天秤，只要多承載一根羽毛，天秤就會垮了。

良好的身體是彈性的，跟環境是流動的平衡，我們可以感覺自己靈活的使用身體完成工作，也能及時的感受身體需要的活動與調整，這也是近年來提倡的「最好的姿勢是下一個姿勢」（The best posture is next posture.）。也就是說，要常常活動、變化姿勢啦！

相對的，有人希望肌肉量足夠，選擇了活動性較高的生活型態，大量的肌力體能訓練，如果再搭配上舒緩運動，他的身體也會更有彈性，讓運動傷害減少，緊繃感下降。這也就是為什麼所有頂尖的運動員，不會只注重肌力訓練，必定也會加上舒緩練習，甚至心靈的練習。

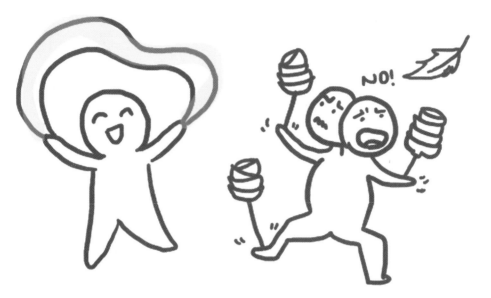

💜 不平衡的天秤只要多增加一根羽毛就倒了，但靈活的身體可以有彈性的優游人生。

如果已經發生病變或症狀了呢？

前面提到過，泰勒醫師也說「**身體有調節跟自癒的能力**」，從現在開始認識身體，尋找讓身體舒適的方式，重新培養精神與身體的連結，縱使結構上的損傷不一定能消失不見，但我們可以找到一個與身體共存的方式，一個充滿彈性的新平衡，好好的活下去。

如何檢視自己的身體有沒有出現代償或失衡呢？

我們將從心理與身體，分別檢視自己的狀態。心理需要彈性，才能靈活應對各種挫敗與成功，一昧的忍耐、禮讓和一股腦的謾罵憤怒，都是讓天秤失衡的原因。下一篇將說明如何透過書寫練習，記錄、檢視心靈，理解自己的狀態、情緒，適當的舒壓，鼓舞自己，保持優游自在的心。在第三章則會介紹簡單的健康操作為居家運動，保持身體的彈性與活動度。

書寫練習

在大一的時候，有一堂身體評估課讓我印象很深刻，因為老師要我們畫出自己的裸體。一開始，我覺得很羞愧、生氣，覺得老師的要求不太禮貌，侵犯我們的隱私權。但是，當我真的提起筆時，我才發現，我連自己的胎記到底是在左邊、還是右邊？面積多大？我居然都不確定。我甚至開始懷疑，自己真的有胎記嗎？結果在課堂上，我畫了一個類似火柴人的自畫像。我很震驚，我居然連自己的身體長什麼樣子都不知道！這才理解到，老師要我們學習「**細心觀察**」，**是所有治療的第一步，也是治癒自己的第一步。**

試著從各角度去觀察、活動、記錄自己的身心狀況。除了是評估認識，也是一種療癒的方式。有規律的做一些功課，充分掌握自我的狀態，才不會忍到撐不住要垮了，到時候就得花更多代價來補救。

準備用具

筆記本

為自己挑選一本看起來舒服、喜歡、便宜的筆記本，因為接著會在筆記本中記錄很多關於自己的故事，你必須喜歡這本筆記，才會想打開來好好書寫跟閱讀。好好書寫、好好表達自己；

細細閱讀、細細認識自己。

　　老派的我也邀請你使用紙本寫日記，因為用筆書寫在紙張上的觸覺、視覺、嗅覺、聽覺，能帶給你更多不同層次的感受。當你在回顧的時候，實體翻閱筆記本能帶你隨著頁面回憶過去的時光，感受自我的成長，這是點擊觸控板無法取代的。如果你喜歡加上照片來做多媒體編輯，當然也可以使用電子產品來做記錄。選擇自己覺得舒服的方法，就是最好的方法。

　　如果你願意，可以將本書當作第一本筆記本，隨著範例，或是你有感覺的章節處，試著書寫、畫畫，慢慢的找到自己書畫日記的模式，再準備新的筆記本繼續記錄。有些時候打開一本空白筆記本，腦袋就會一片空白。

幾支不同顏色的筆

　　選擇一般滑順好寫的原子筆就可以了！建議購買握起來舒服不討厭，也便宜的筆，因為便宜的筆才會捨得盡情的寫。彩色的筆也可以用三色原子筆。

　　我曾經實驗過，想要把日記弄得漂漂亮亮，但後來發現，當我用一支好幾千的鋼筆或羽毛筆、用精美的進口墨水或價格高昂的彩色鉛筆來寫日記，結果愈寫壓力愈大。這些珍貴的筆適合創作，慢慢的雕琢，但那不是寫日記的目的。

　　寫日記的目的是要盡情塗寫腦子裡的所有想法，寫錯畫錯就用筆塗掉，不用立可白、不要橡皮擦、不要按返回鍵，因為在現實世界中，每一個念頭跟行動都沒有辦法回到上一步，因此練習書寫，也是讓我們練習腦袋跟身體行動同步的好方法。

我現在大部分使用三色原子筆塗鴉，有時候會刻意使用左手來畫圖，不用擔心畫得不好，畫出來的圖反而更貼近心情。總之，練習書寫時的重點不是美觀，而是一種宣洩跟紀錄的方法，如果在意排版美觀，就又開始給自己壓力了。

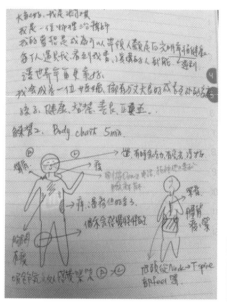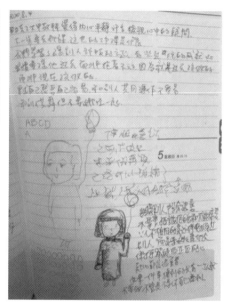

💜 照片中是我的過期日記本，利用三色原子筆畫不同的標記與塗鴉。

　　如果對於書寫筆記有興趣，也可以搜尋「自由書寫」相關資料。在書寫的過程中，我可以感受到平靜，也能梳理自己的想法，不會被焦慮煩躁等情緒纏住思考，愈寫愈能理解自己的想法與困擾，進而穩定情緒或找出自己的下一步。

　　如果是針對身體不適來書寫，也能更清楚掌握症狀的時序，

把真正最不舒服的部位找出來，也有利於求診的時候，有依據的跟醫療人員說明，而不會含糊的描述不舒服的感覺、卻抓不到病灶。

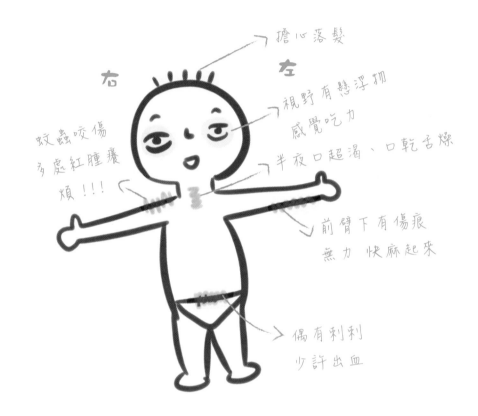

廚房用的計時器就可以，買個沙漏也行。我在 49 元商店買了母雞計時器，轉動可愛的母雞造型之後，計時器開始滴答滴答倒數著，看了就讓人會心一笑。我也推薦大家使用番茄鐘 APP，根據心情選擇不同的版本造型，同時記錄下每天操作的時間。但使用手機 APP 要特別小心，不要忍不住就打開通訊軟體回訊息或看限時動態了。

每次當我啟動計時器，都是開心又期待的，而不是「做作業」的無奈或勉強感。當計時器響了，也表示該起身動一動、預防 3C 症候群，可謂一舉數得。

做好準備才不會被打擾

如果在外面書寫練習的時候，我通常會把手機網路關掉，挑一個不會有工作打擾的空檔，然後告知家人我在哪裡處理文件、大約幾點回來。這麼一來，我就可以放心的擁有一段跟自己獨處的時光，萬一真的有急事，也不至於找不到人。如果真的不方便，就在家裡找一個專屬的角落也可以，跟家人說：「我處理一下文件喔，有事等等再叫我。」

為什麼不說要寫日記呢？

因為通常別人就會接著問：「你寫什麼？我要看！」這麼一來，就不能放心寫出自己的心聲跟抱怨了啊！其實真正緊急、重要又非你不可的事情，並沒有我們想像的多。總感覺自己無可取代，常常只是多增添自己的壓力跟焦慮而已。**給自己一段屬於獨處的時間，幫自己充電，找到一個專屬的「第三地點」** [註]，等到整理好自己的情緒之後，再回到現實生活中，跟他人的連結也會更美好。

書寫練習的三個步驟

自我介紹

寫下自我介紹，主詞請用第一人稱：「大家好，我是……」，向自己介紹你自己。計時三分鐘。請務必把三分鐘，寫好寫滿。如果超過時間沒有關係，就繼續寫，但務必寫滿三分鐘。這個部分之後會用到，請不要覺得無聊跳過喔。

[註] 第三地點，指的是家裡跟工作場域之外的第三個地點，會帶給人放鬆轉換心情的感覺，據說星巴克就是以這樣的概念打造的，因此我們可以選一個自己喜歡的咖啡廳、便利商店、公園，甚至是家裡的角落，就像小時候的祕密基地，給自己一個祕密的第三地點。

筋膜疼痛對症自療

● 範例

　　大家好，我是淵琪，我五天前剛成為一個新手媽媽，在那之前我是一個物理治療師，我擁有自己的治療所，我能用我的專業所學幫助人們恢復健康、身心舒服。因此，我以身為一個治療師為榮，那是我很重要的自我認同。

　　在治療室、在講臺上，我能很有自信的面對個案與聽眾，但是因為產出了一個小嬰兒，身分認同似乎在一夜之間改變了。半夜抱著小人坐在床邊，看著自己狼狽的狀態，蓬頭垢面（坐月子不能洗澡洗頭）、穿著邋遢、袒胸露背（為了哺乳露出大半個胸部），傷口痛、哺乳痛、腰痠痛，一切都變得不受控。

　　即使我曾經治療過許多這樣的產婦，我知道如何減緩產後不適，但是當一切發生在自己身上，就算對自己喊話：「你是治療師，你自己會處理好的」，卻感覺能量好弱，不足以支撐自己。如果這句話從其他人的口中說出，更是讓我瞬間淚崩，感覺好像孤立無援。

　　完全不同的自己，現在需要什麼呢？我希望傷口儘速恢復、外表能乾淨清爽、能更理解小嬰兒的需求。或許我無法盡善盡美，我要告訴自己，小嬰兒哭不是我的錯，是正常的現象，唯有減少我的焦慮，彼此才能穩定。

以上是我在剛生產完的那個星期，在半夜崩潰的時候，所書寫下的自我介紹。從自我介紹開始隨性的寫，寫出最近在意的事情、自我的感受。慢慢的寫，就更能知道不愉快的原因、自己的需求，從而找到更讓自己更舒服的方式，甚至常常寫完，心情就立刻覺得舒坦了。

✏ **自我介紹**　　（記得要寫滿三分鐘喔！）

人體地圖

簡單畫一個人型，把你的身體記憶跟感受畫下來寫下來。這是我們在病歷紀錄中都會畫的身體病歷（Body Chart），請你也畫一個屬於你自己的病歷。同樣計時三分鐘，請你畫好畫滿三分鐘，可以超出、但不能少於三分鐘喔。

沒有試過的讀者，可能會覺得困難，不知道要畫什麼。以下是我的範例，但不用照我的部位來寫，詳實記錄你自己的身體、你的感受、你的表述、你作的夢等，內容愈詳細愈好，只要是你畫的，都是對的！

如果有疼痛或其他症狀，我會標明指數，3/10 表示我的痛大約 3 分。疼痛指數若從 1-10 分，數值愈多，疼痛愈最劇烈。其他觀察到的聲音、痠緊麻的程度、皮膚顏色、過敏、昨晚的夢，連心情也可以寫進去。腦子裡出現聲音就寫下來，就算聲音是說著「不知道要寫什麼」，也照著寫下來！

我建議可以自己創造符合當下狀態的小人圖。如果你覺得頭很痛、頭大，就可以把頭畫的很大，用自己的方式畫小人圖，不用每次都一樣。直覺的畫出來就好，然後在圖旁邊寫上一些備註。下面有兩個範例圖供大家參考，盡量自由發揮！

　　簡單的畫出人型，標記身體的感受，有症狀的部位大約寫個分數（滿分是十分的話，大約幾分），如果某個位置一直反覆出現症狀的話，就可以多留心適時的運動或求診。

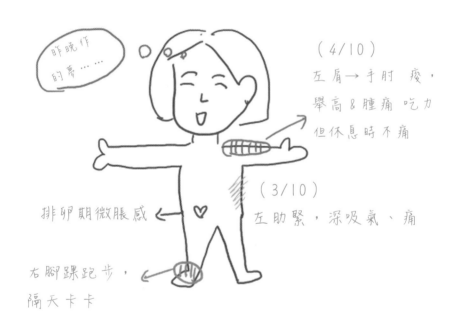

　　不用擔心小人圖畫得不好看，不舒服的地方就用力塗塗畫畫。這只是畫給自己的，不是寫病歷給老師抽查的。

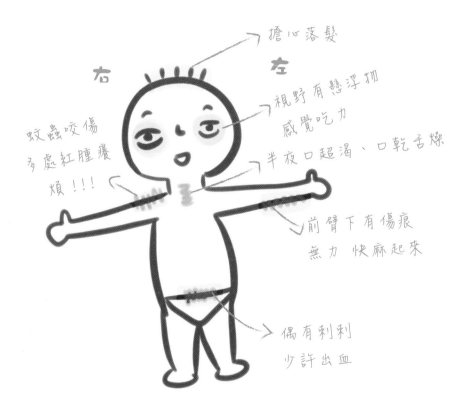

右

左

擔心落髮

視野有懸浮物
感覺吃力

蚊蟲咬傷
多處紅腫癢
煩！！！

半夜口超渴、口乾舌燥

前臂下有傷痕
無力　快麻起來

偶有刺刺
少許出血

02

認識「我」

我的人體地圖　　（把不舒服的地方畫出來！）

電量戰力圖

　　在五角形中，畫出你自覺現在的電量是多少，覺得滿、就把它塗滿；覺得沒電、沒力，就空著。先列出五個面向，之後針對不同的情況，列出要特別觀看的重點項目，勾勒出專屬的電量戰力圖，就像是打電玩選角色的時候，可以先看角色的戰力分布，再把選角放在適合的位置，作最有利的戰鬥。同樣的，我們也可以檢視自己當下的優劣勢，來調整做事情的順序，就不會在劣勢下苦撐。

● 範例

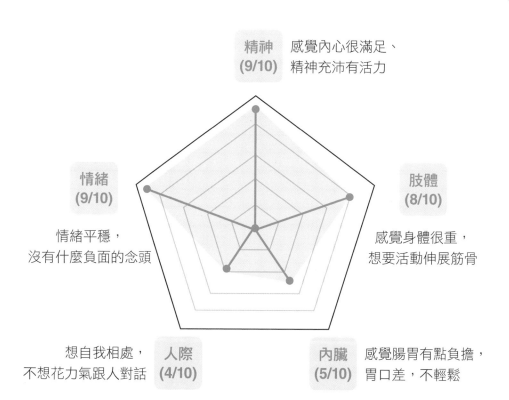

精神
(9/10)
感覺內心很滿足、
精神充沛有活力

肢體
(8/10)
感覺身體很重，
想要活動伸展筋骨

情緒
(9/10)
情緒平穩，
沒有什麼負面的念頭

人際
(4/10)
想自我相處，
不想花力氣跟人對話

內臟
(5/10)
感覺腸胃有點負擔，
胃口差，不輕鬆

上一頁的圖是我的戰力圖。我自覺精神不錯，情緒也很好，兩項都接近滿分，但是覺得肢體有點僵硬。內臟是指整體身體運作的感覺，比方說，我覺得消化道不太舒適、胃有點脹，我就在「內臟」這一項扣點分數。感覺最低分的是人際的部分，因為我不想跟別人打交道。

這時候，你會建議我怎麼做呢？或許我應該：離開人群，不要在這個時候去交涉事情。去一個沒有人打擾的地方休息，按摩一下腸胃、伸展一下肢體！

把電量戰力圖畫清楚之後，你就可以給自己最適合當下的建議。

評分與標註說明

項目	給分參考 （狀態愈好，分數愈高，滿分 10 分）	備註
精神	幫自己整體精神狀態打分數。	直覺的整體分數。
情緒	感覺心情如何？心情愈好，分數愈高。	通常正面情緒是高分，低落、憤怒等負面情緒會畫在靠近圓心的位置。
肢體	四肢、軀幹、肌肉骨骼關節狀態如何，活動順不順暢。	給整體狀況一個總分，如果有特別要標明的部位，在旁邊寫下來。
內臟	身體器官運作如何？評估消化系統、呼吸系統、皮膚、眼睛、生殖泌尿系統、聽覺、胃口等整體狀態。	給整體狀況一個總分，如果有特別要標明的部位，在旁邊寫下來。
人際	想不想跟他人有接觸、說話？包括家人、另一半、同事、上司、孩子、朋友。	給整體狀況一個總分，如果有特別想見、或特別想避開的人，也另外標註出來。

✏️ 我的電量戰力圖　　（試著畫畫看，記得評分喔！）

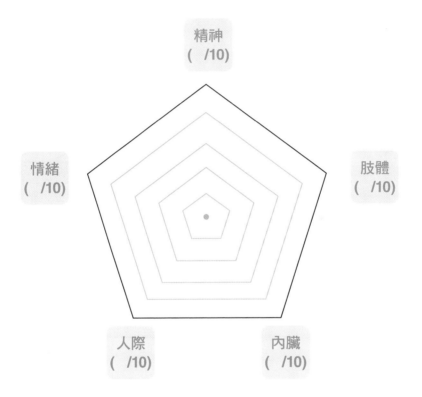

精神
(/10)

肢體
(/10)

情緒
(/10)

內臟
(/10)

人際
(/10)

經常做這三個書寫練習，就可以看見自己的變化，讓自己更能理解、掌握當下的狀態。建議在剛開始時，每週至少寫兩次自我介紹，每天畫一次身體地圖，持續執行一至兩個月。

請盡量在同一個時間書寫跟畫圖。例如，我會利用上班前的空檔，花五分鐘寫跟畫，思緒不僅清晰，也有正式開始一天的儀式感。若當天有特別狀況時，我會在睡前加碼，再寫跟再畫一次。有了白天跟夜晚的對比，經常會驚覺，自己一天的起伏竟是出乎意料的大。長期累積建立書寫練習的習慣，就會有一本屬於自己的身心病歷本。

電量戰力圖則可以隨手在紙上畫個五角形。感到疑惑的時候，隨時檢視一下五個項目的分數，評估當下該怎麼做。五個項目也可以做彈性的變化，比方說，要是因為公司排班問題而有困擾，就把相關的問題癥結畫在五個角，看哪一個部分是卡住的關鍵，就能夠先找出應該切入的點，或是最需要尋求支援的地方。

透過畫電量戰力圖，逐漸歸納出自己喜歡或討厭的人事物，甚至是會導致身體出現症狀的人事時地物，慢慢掌握趨吉避凶的原則。讓戰力圖成為你必備的魔鬼搜尋器，遠離能量吸血鬼，自然也就能減少症狀跟病痛。

當你感覺狀態良好之後，就可以減少書寫練習的頻率，但仍建議至少一個月寫一次。當有特別狀況時，更不能錯過記錄的機會。**開心跟痛苦都是特別的狀況，不要只有寫痛苦的事情喔！**書寫痛苦是為了把痛苦留在紙上、不帶在身上；書寫幸福是為了將幸福留在紙上，好讓自己可以時常複習。

第 **03** 章

從身體活動
認識「我」

行動
就是最好的冥想。

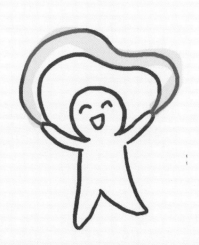

從動作檢視心理與能量

透過身體的動作，不僅可以檢查動作的功能，也可以針對各大關節、軀幹的柔軟度、肌力、姿勢，甚至關節穩定度，達到調整與改善的目的。

針對自律神經及其相對應的內臟器官，也有配合的動作技巧，都是不需要特殊工具，日常就可以簡單操作的小運動，可以幫助我們隨時保持身體的悠然自在。

上一章提到的書寫練習，與這一章所要介紹的身體動作檢視，兩個部分互相呼應。書寫時，發現症狀的部位，運動時就特別活動一下；活動時，感覺特別舒暢或特別卡關的地方，就隨手記錄下來。

探索問題背後的成因，使身體活動跟心理、能量的感受，能充分連結起來。能夠做到這樣，即使身體的病痛還沒完全恢復，心裡的感受也會獲得改善，進而讓生活變得愉悅一些。

西瓜分享操

　　身體是智慧與靈魂的載體，它需要適應外在與內在環境的彈性，做內在與外在的連結與協調。我們藉由動作來檢視身體靈活度，可先從粗大動作當中，搜尋一下有哪些大關節跟部位活動起來有不適感，並將感受記錄下來。

　　我們用小時候會玩的切大西瓜遊戲當作基礎。動作中要特別留意，有沒有哪個部位或動作特別不舒服、不對稱，或者讓你想起什麼受傷的歷史。過程中，記住哪個部分你最喜歡跟最不喜歡。後續的療癒運動，都會以這個「西瓜分享操」為原則，進行延伸變化，好記也好操作。

準備好了嗎？

　　第一步，先站起來，雙腳與髖關節同寬，保持微蹲。

開始囉！

動作口訣

　　一個大西瓜，你一塊、我一塊，阿公一塊、阿媽一塊，地上小狗來一塊，樹上小貓也一塊，一起分享真滿足。

動作
1
一個大西瓜

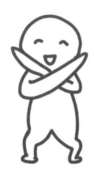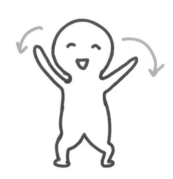

◆ **檢視 ➡** 雙肩關節活動度

◆ **動作 ➡** 雙手往後畫一個大圈、順勢吸氣，盡可能將
手往後畫，畫愈大圈愈好。

動作
2
你一塊、我一塊

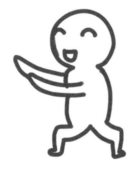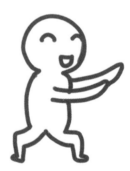

◆ **檢視 ➡** 軀幹旋轉與下肢穩定度

◆ **動作 ➡** 兩手掌帶動身體往右轉，延伸雙手，保持雙
膝微蹲不移動。盡可能將身體轉到最盡力的
角度。一邊將手往斜後方推，一邊吐氣。吸
氣時，雙手收回胸前，再換邊操作。

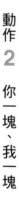

筋膜疼痛對症自療

動作 **3** 阿公一塊、阿媽一塊

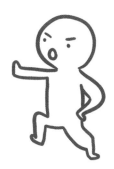

◆ **檢視** ➡ 肩、髖關節活動度與下肢穩定度
◆ **動作** ➡ 吸氣、右腳往右後方跨一個九十度的大步，
右手也順勢往右畫一圈，吐氣回到中間。吸
氣、左腳往左後方跨一個九十度度大步，左
手也順勢往左畫一圈，吐氣回到中間。

動作 **4** 地上小狗來一塊

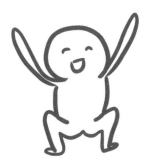

◆ **檢視** ➡ 下肢肌力與整體協調度
◆ **動作** ➡ 吸氣、蹲下來，雙手由下往上抬起。蹲到最
低時吐氣，慢慢起身時，手順勢放下。

動作 **5** 樹上小貓也一塊

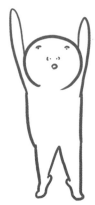

◆ 檢視 ➡ 下肢肌力、平衡感與上肢柔軟度

◆ 動作 ➡ 雙腳踮腳尖,雙手往天空延伸抬高,眼睛往天花板看,深深吸氣。吐氣時,將雙手雙腳放下、放鬆。

動作 **6** 一起分享真滿足

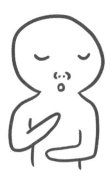

◆ 檢視 ➡ 呼吸跟整體自我狀態

◆ 動作 ➡ 雙手往兩側畫大圈,扶著肚子,閉眼睛、深呼吸。

口訣	動作	檢查項目 （可以達成的打勾，有症狀的記錄下來）
一個大西瓜	1. 雙腳與髖關節同寬、膝蓋微彎站穩，微蹲馬步姿勢。 2. 雙手由前往後畫一個大圈順勢吸氣，盡可能將手往後畫得愈大圈愈好。 3. 重複動作三次。	（ ）可以將手臂舉到耳朵旁邊。 （ ）雙手往上舉高時，肩膀不會痛。 （ ）手肘自然保持微彎。 （ ）吸氣時，感覺胸口的擴張。 （ ）吸氣時，覺得很舒暢。 （ ）背部肌肉、肩胛骨能互相靠緊。 （ ）腰部感覺輕鬆挺立。 （ ）膝蓋跟腳踝會感覺穩定、不疼痛。 （ ）重複的過程中，愈來愈輕鬆。
你一塊、我一塊	1. 保持微蹲馬步姿勢，兩手掌帶動身體往右轉，雙手延伸。 2. 保持雙膝微蹲不移動，盡可能將身體旋轉到最盡力的角度。 3. 將手掌往斜後方，一邊推，一邊吐氣。 4. 吸氣時，雙手收回胸前。 5. 換邊操作。 6. 重複動作三次。	（ ）軀幹往右、往左旋轉的感受度相同，兩邊一樣輕鬆。 （ ）在軀幹旋轉的時候，兩膝能保持在對齊腳尖的位置，沒有往內或往外偏移。 （ ）兩膝沒有疼痛的感覺（如果有，請記錄是什麼位置疼痛）。 （ ）頸部跟著旋轉時，左右轉是對稱的。 （ ）手肘輕鬆自然、保持微彎。 （ ）手掌、手腕沒有痠痛或麻緊感覺。

從身體活動認識「我」

口訣	動作	檢查項目 （可以達成的打勾，有症狀的記錄下來）
阿公一塊、阿媽一塊	1. 吸氣、右腳往右後方跨一個九十度的大步，右手也順勢往右畫一圈。 2. 吐氣回到中間。 3. 吸氣、左腳往左後方跨一個九十度大步，左手也順勢往左畫一圈。 4. 吐氣回到中間。 5. 重複動作三次。	（ ）髖關節可以一次打開九十度。 （ ）左右兩邊角度對稱。 （ ）髖關節輕鬆不疼痛。 （ ）膝蓋輕鬆不疼痛。 （ ）腳踝輕鬆不疼痛。 （ ）動作穩定不會摔倒。 （ ）手腳協調。
地上小狗來一塊	1. 吸氣。 2. 蹲下來，雙手由下往上抬起。 3. 蹲到最低時吐氣。 4. 慢慢起身、手順勢放下。 5. 重複動作三次。	（ ）能夠蹲到最低。 （ ）雙手能舉到最高。 （ ）脊椎能保持直立不駝背。 （ ）腳跟能貼地。 （ ）膝蓋、腳踝關節不疼痛。 （ ）關節在過程有沒有聲音。 （ ）可以順利起身、沒問題。

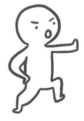
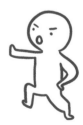

口訣	動作	檢查項目 （可以達成的打勾，有症狀的記錄下來）
樹上小貓也一塊	1. 雙腳踮腳尖、雙手往天空延伸抬高。 2. 眼睛往天花板看，深吸一口氣。 3. 吐氣時將雙手和雙腳放下、放鬆。 4. 重複動作三次。	（ ）能輕鬆踮腳。 （ ）雙手能舉到最高。 （ ）腳踝、腳底不疼痛。 （ ）腳踝能否一直線（腳跟上方的肌腱是與地面垂直的一直線，沒有彎曲） （ ）吸氣時，胸廓輕鬆。
一起分享真滿足	1. 雙手往兩側畫大圈。 2. 雙手扶在肚子肚臍下方處。 3. 閉眼睛做深呼吸。 4. 繼續閉眼睛，感受頭皮漸漸放鬆、牙齒放鬆、脖子漸漸放鬆、雙肩放鬆、雙手放鬆、胸口輕鬆的呼吸、背部隨著呼吸起伏、腰部放鬆、臀部及雙腳穩穩的踩著地板，感受大地給我們穩定的支撐，雙腳像樹根一樣往地上扎穩，深吸氣，感受氣體充滿全身，輕鬆吐氣。 5. 結束，慢慢張開眼睛。謝謝自己。	（ ）深呼吸順暢。 （ ）做完之後，心情很好。 （ ）全身都放鬆。 還有什麼感受，全都寫下來。 _____ _____ _____ _____ _____ _____ _____ _____

動作結束的電量戰力圖

每次做完西瓜分享操之後，請再打開筆記本，再畫一次電量
戰力圖。

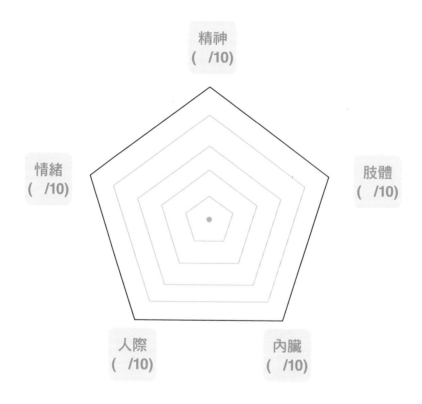

畫完之後告訴自己：「現在感覺不錯吧，你跟自己更同步
了！」記得感謝身體、感謝大腦、感謝靈魂、感謝自己做得很好。

第 **04** 章

以症為師

不要吝於求助，當你在戰場上
需要同袍扶你過城牆才能完成
任務時，你總是會需要別人的
幫助，那並不可恥。

—— 《沉思錄》，馬可‧奧理略

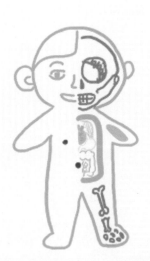

一位開朗帥氣的陽光男子，在知名上市公司擔任主管，雖然工作光鮮，但他覺得很厭世，因為惱人的肩頸痠痛一直糾纏著他。他來到治療所的時候，已經痛了一兩年了，甚至從肩頸痛延伸到頭痛，晚上都睡不好。我記得他提到，每天早上一醒來，當他坐在馬桶上、準備上班時，肩頸就開始緊了；工作到下午，頭就開始痛，真的很厭煩。做了一堆復健、電療、熱敷，針灸，打針、吃藥樣樣來，症狀總是好好壞壞，沒個盡頭，輾轉才來到我的治療所。

我評估到他從胸廓、胸椎就開始緊繃，一路延伸至深層的頸部筋膜，顳骨、枕骨等關節的活動度都受到影響。於是，我慢慢藉由徒手治療，並給予動作建議之後，他漸漸覺得疼痛有改善，但總是在工作的時候，就容易緊繃、心情煩躁。

經常陪同他到治療室的，是一位美麗樂觀活潑的朋友。朋友常常開玩笑跟他說：「可能你的病因是工作，辭職就好了。」我也跟著應和。他提到，不得不工作啊！可惜的是，工作不但沒有替他帶來成就感，更沒有發揮所長的空間，還得跟長官應酬。於是，他每天一上班就等著下班，一想到得上班就心情不好，全身緊繃。

經過幾次治療，雖然他的疼痛指數已經下降許多，但緊繃的感覺仍時常出現。我給他的建議是，在下班之後做些喜歡的運動，讓身體活動起來，不僅能增加肌力與耐力，也能提升活力。

其實類似上述情況的個案人數不少，而且男性居多，多半是在職場已奮鬥一段時間，有一定的位階，但總覺得職場生涯卡關。想升官、仍有頂頭上司，輪不到自己；但要離職從零開始，風險太大，畢竟上有老、下有小，不可能輕易放棄。

我的建議通常是先從運動、保養身體開始，再培養一些新的興趣或學習新技能來轉換心理狀態，讓工作就只是賺錢的工具，人生才是我們要認真經營的事業。或許在轉換心境之後，也能找到開啟斜槓人生的契機。

人生要像榕樹，開枝散葉、向下扎根，往多方面發展才能長長久久。如果像是只有一枝主幹往天上長的檳榔樹，雖然可以長得又快又高，但禁不起風雨的摧殘，總是在颱風過境後就會見真章。

以症為師

感到肩頸緊繃痠痛，
你可以這樣做

　　肩頸緊繃痠痛是現代人通病，原因除了常見的**姿勢不良**外，**緊張跟壓力**也是造成這個部位始終放鬆不了的原因。一緊張，壓力一大，自律神經的交感神經興奮，使頸部及相關的呼吸肌群作用緊繃。與自律神經息息相關的第十對腦神經「迷走神經」，自大腦往下的許多分支，就從兩側頸部的肌肉、枕骨後側肌群、耳道周邊的組織經過。因此，如果肩頸長期緊繃，容易導致頭痛、耳鳴，加劇內心不適感，無法輕鬆思考及處理事情，導致神經再度受到刺激，形成惡性循環，肩頸就愈來愈緊繃。

　　迷走神經像是一組複雜的傳輸線，它將大腦與自律神經、內臟系統連接成一個網絡。在協助有慢性疼痛問題的個案時，我會先評估頭頸部的整體張力，處理好之後，接著往下調整患部、情緒，或是內臟筋膜及其他骨骼肌肉的問題，最後再度回到頭頸部，再做一次整體的張力平衡。

　　「身體就是一個整體」，就像要揉出好的麵團，一定要這裡拉拉、那邊推推，把麵團的各部分都調整均勻，麵團才會有彈性，烤出來的孔洞才會大小一致。所以，在處理身體任一部位的不舒服時，一定要考慮其他相關的部位。如果只做緊繃部位的按摩、伸展或運動，效果很短暫。有時候，**應該連情緒、心情、環境都要一併考量**，整體調整之後，才能回到最根本來解決問題。

書寫練習

自我介紹

　　肩頸的緊繃跟要求自我表現相關，通常會跟我們期待給外界什麼樣的形象有很大的關聯。試想你在面試的時候，為了給面試官留下好印象，是不是會把脖子繃緊、下巴收緊，有些人甚至會咬緊牙齒。如果是短暫的緊張，有助於我們虛張聲勢，給自己增加自信，就像兩隻動物打架之前常會出現的狀態──把頭頸部的肌肉繃緊，壓低聲音嘶吼，讓敵人以為牠很強壯，這就是交感神經的作用。當衝突結束，副交感神經出現時，就能放鬆一下，到樹下躺著乘涼了。

　　所以，當你在面試的時候，短暫緊張一小時沒關係，但是在生活中，帶給你壓力的面試官可能是你的上司，他每天就坐在你背後；也可能是你父母親、另一半，甚至你的孩子或整個社會價值觀。**其實最終站在你背後盯著你、給你壓力的，是你自己。要是長期交感神經都處在誘發狀態，就像汽車引擎都不熄火，當然會故障。**

　　針對肩頸緊繃困擾的朋友，我們要檢視自己在生活中所扮演的各種角色，以及自我期待與壓力來源，給自己正向的肯定，將完美目標切分為小目標，適當的給自己放鬆與獎勵的時刻。

　　這裡的自我介紹要請你寫的是以下這幾點（記住要寫三分鐘，愈能直覺的寫出來愈好）：

我對自己的角色期望……

● 範例 （這裡以新手媽媽作為範例）

　　我期望能做個好媽媽，完美的將孩子照顧好，孩子不哭不鬧像個天使。

（試著寫看看吧！）

_____

_____

_____

_____

我感到壓力的是……

● 範例 　　無法控制孩子的哭鬧、家人長輩朋友的關心話語，都讓我感覺自己很差勁。照顧孩子而產生的肩頸痠痛、脹奶痛、媽媽手，讓我感覺身體、心理、人際關係都不可控。

（寫下你的想法。）

_____

_____

_____

_____

● 我已經做得很好的是……

● **範例** 能把孩子顧得健康安全就很好了。我也努力找尋資料與向專業人士學習照護知識。

（加油！寫下來吧！）

_____

_____

_____

_____

● 我想要什麼樣的狀態，是最舒服的……

● **範例** 理解孩子哭鬧不完全是我的照顧問題，耐心的陪伴他則是我能做的。其他人的建議都當作參考與他們想表達的關心，合理的我會學習、不合理的一笑置之。總之，把我自己照顧好，會是第一優先順位。

（想一想，寫下來。）

_____

_____

_____

_____

以症為師——感到肩頸緊繃痠痛時

記錄肩頸感覺緊繃的正確位置、有症狀的範圍。發生的時間及當下的心情等。若有加重或減輕症狀的因素,盡量畫下來。

● 範例

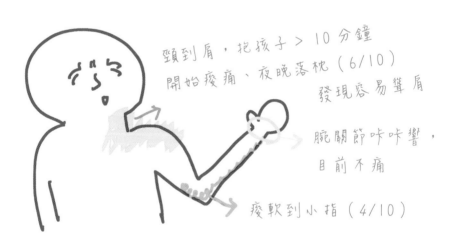

頸到肩,抱孩子 > 10分鐘
開始痠痛、夜晚落枕(6/10)

發現容易聳肩

腕關節咔咔響,
目前不痛

痠軟到小指(4/10)

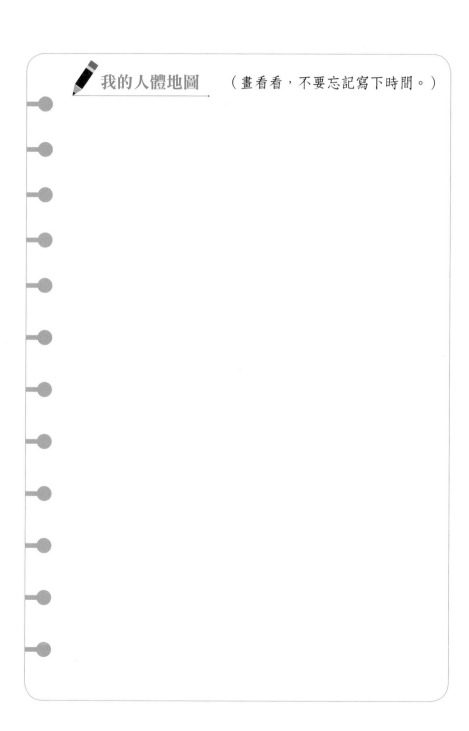

我的人體地圖 （畫看看，不要忘記寫下時間。）

04

電量戰力圖

在做運動之前，先評估畫一次電量戰力圖。在畫戰力圖的時候，如果有想起會削弱或增強你的戰力的人事物，都可以特別標明上去。

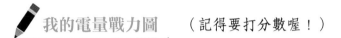 我的電量戰力圖　　（記得要打分數喔！）

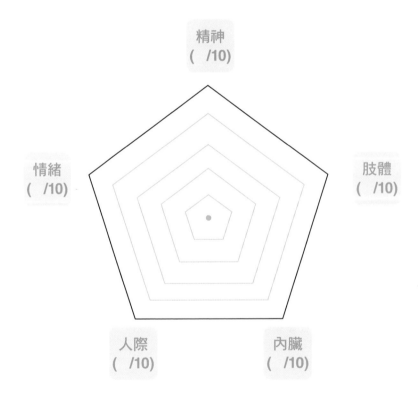

精神
(　/10)

肢體
(　/10)

情緒
(　/10)

內臟
(　/10)

人際
(　/10)

💡 動作檢視

與肩頸與上肢、上背部與胸廓相關的動作，主要是西瓜分享操中的第一個招式：「一個大西瓜」，並且針對肩頸上肢相關之迷走神經自我按摩。

西瓜分享操：一個大西瓜

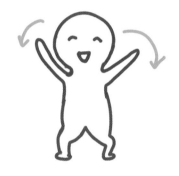

1 兩手往後畫西瓜時，盡可能將胸口往前提起，閉上眼睛，並在此停留重複深呼吸二到三回。

2 接著是單手的畫西瓜，就像在游泳一樣，單手往後划，肩膀與胸口盡可能大幅度的活動，眼睛看著畫西瓜的手。這時候，要是關節出現聲音也不要緊，只要不會疼痛即可。

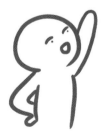

以症為師──感到肩頸緊繃痠痛時

自我按摩：減輕肩頸緊繃

肩頸緊繃的原因可能有：一、姿勢不良；二、自律神經失衡。因此，從物理治療角度來看，可以選擇按摩**肩胛骨外側肌群**，以及**頭頸部迷走神經通過的頸部肌肉群**。這裡的肌肉、筋膜連結會經過胸肌群相關筋膜，通過橫膈因而與胃有關聯。

內臟筋膜鬆動術中提到「胃」，也是主管「外在形象」的器官。當對外在形象自我要求及壓力過高時，就容易出現胃食道逆流、腸胃不適及最常見的肩頸痠緊、頭痛等自律神經失調等症狀，身心的狀況不謀而合。

按摩以下三個區域，可以幫助減輕肩頸緊繃的問題（以左側痠痛為例）：

肩胛外側肌群

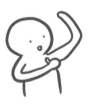

　　將手臂舉起，用右手往腋下後側的肌群提捏起肌肉，接著向後動轉左肩，我稱這個方式為「動態筋膜鬆動術」（FRM, Fascia Release with Movement），也就是在做被動筋膜鬆動時，也同時做主動動作，能幫助緊縮僵硬的筋膜，提升自主的運作。

沿著肩胛外側往手肘方向延伸，也就是掰掰肉的位置，邊提捏肌肉，邊做手肘伸直跟彎曲的動作，從腋下往手肘方向捏。

如果按一按之後，前臂都也跟著痠起來，恭喜你做對動作了，可以繼續沿手肘外側到小指端做按壓及前臂的轉動。

做完這個動作，如果手覺得痠痠的，先輕鬆的甩一甩手，或做兩圈「一個大西瓜」，再接著做下面的動作。

鎖骨上下肌群

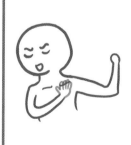

第一步，先找到鎖骨。鎖骨頭在喉嚨下方，會摸到凸凸的兩塊骨頭，是左右側鎖骨的鎖骨頭。

我們以左側為例，從左側鎖骨頭沿著鎖骨，一路摸到鎖骨在肩膀的那一端，從左鎖骨的外側端，用右手食指與中指指腹，按壓著鎖骨下緣的肌肉，同時做左手的「一塊大西瓜」動作，轉五圈後，將右手沿鎖骨下緣往內側的鎖骨頭移動，繼續邊壓邊做動作，一路做到鎖骨頭的下方。

接著，回到鎖骨外側端，將右手食指、中指、無名指的指腹按壓在鎖骨上緣的肌肉，同樣的邊按壓，邊做左側「一塊大西瓜」動作，一路做到內側鎖骨頭的位置。

筋膜與自律神經的運動與自我按摩，力道不是愈重愈好，重點是能使組織的彈性變好。因此，如果你的筋膜已經處在很壓縮、沒有空間、循環很差的狀態，結果還很用力的按壓，筋膜可能會因為沒有彈性來承受過大的力道，反而導致發炎。而這類型的肌肉筋膜，摸起來經常是硬梆梆的，所以一般人往往會想要更用力的按摩，甚至使用工具試圖壓鬆它。雖然按完之後會感覺輕鬆一些，隔沒幾天又會痛起來。錯誤的施力使筋膜反覆發炎，更加失去彈性、緊繃症狀只會加劇。

在做筋膜放鬆的時候，力道要怎麼拿捏呢？

我們在接受治療師的訓練時，遵照的心法是「跟隨組織走」（Follow the tissue.），組織需要重力道、要重；需要輕力道、要輕。你可能會覺得一頭霧水，但治療師的手感經過訓練，可以知道什麼時候該調整輕重。如果是自己操作，力道就是抓在「舒服的感覺」。有時候，按壓會讓你覺得痠緊痛，可是又會覺得好舒服，這樣的力道就是適合的。

當你按到覺得「嗯，有比較舒服喔」的時候，就該停手，改為做運動或休息，千萬不要想著「感覺不錯，再來加碼一下」，不然接下來就是過多的按壓，又可能造成發炎。過猶不及，是按摩時最需要謹記在心的注意事項。

動作結束的電量戰力圖 （評估看看，有哪些改善！）

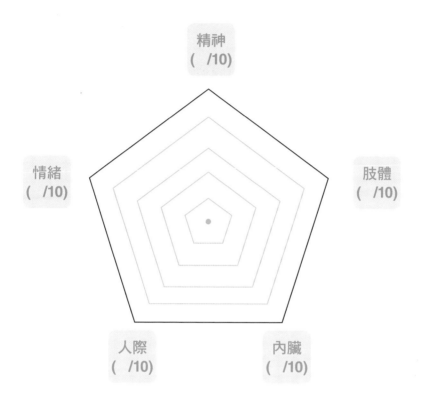

精神
(/10)

情緒
(/10)

肢體
(/10)

人際
(/10)

內臟
(/10)

　　做完運動跟按摩，再回頭看一次你的紀錄（也可以隔幾天再翻），檢視一下有沒有不同的想法，有找到讓你覺得最有壓力的部分嗎？有調整做法的點子嗎？或者就放過自己，告訴自己：做人不用這麼完美，偷懶一下也沒關係！

　　我曾有一位個案是一名醫療人員，他的家庭環境優渥、人優雅有禮。可是，他經常在診間執行治療途中，背痛到無法呼吸、胸悶。嚴重時，他甚至必須立刻逃出診間，去醫院的陽臺晒晒太陽、做做深呼吸，才能再回到診間，面對下一個個案。因為困擾的背痛，他來我的治療所做物理治療。經過一段時間的姿勢訓練與徒手處理之後，他的背痛問題改善不少，呼吸也變得比較順暢，但卻還是經常出現胸悶的情形。

　　有一天，他發現在聽媽媽抱怨的時候，同樣的胸悶症狀出現了。他想起，每每聽到女性個案提高音量跟他哭訴的時候，他就感覺特別難受，喘不過氣、背痛。但這樣的個案，又剛好是他特別想要協助的主要患者群。因此，只要當天他接觸這種類型的個案較多，就會出現跟在安撫媽媽時一樣的胸悶症狀。

　　我邀請他試著做顱薦椎療法與身體情緒釋放技巧。當我將手放在他的胸口的時候，他哭了。他哭著說：「幼稚園的時候，爸媽會哄我獨自一人在房間睡覺。有很長一段時間，我經常在半夜被爸媽吵架的聲音驚醒，他們以為我睡著了不知道，白天也都從來不在我面前吵架。但我在房間裡，總能聽到門外，媽媽提高音量的哭喊聲，夜裡聽起來特別明顯。我覺得很害怕，不知道發生什麼事。是不是我不乖？有時候還有器具撞擊的聲音，我會以為是不是發生了意外？是不是媽媽受傷了？媽媽也都會在隔天抱著我說，還好有我這個乖孩子。所以，我從來不敢多問。」

他很驚訝這麼久遠之前的記憶還在。他只記得，他從小就不太哭，因為想讓爸媽覺得他是乖孩子，不可以讓媽媽傷心，這種「門後的恐懼感」就一直跟著他。當他工作壓力大、狀態不佳的時候，又聽到女性哭訴的聲音時，他就特別難受，恐懼感會壓得他喘不過氣。

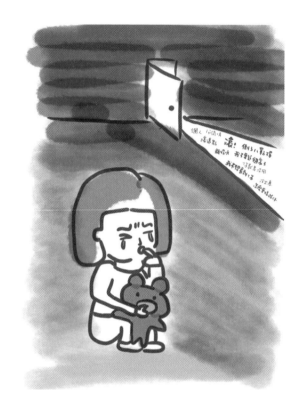

最後在療程中，他大哭了一場，說小時候的自己真的很害怕，卻不敢跟爸媽說。於是，我邀請他跟小時候的自己對話，他試著說：「我長大囉，可以保護你，也可以保護媽媽了。你一直都是乖孩子，做得很好，不用再害怕囉！」

對小時候的自己喊話之後，他覺得胸口的悶，本來像是一坨黏黏的瀝青扒在胸口，現在變成了棉花糖，甜甜的滋養了他的身體，是一種平靜且安心的歡喜。

感到全身僵硬，你可以這樣做

　　自律神經之交感神經最主要分布的位置，就在胸椎，而胸椎跟肋骨組成的胸廓，保護著維持生命最重要的心臟與肺臟，也是頸椎跟頭的地基。因此，當姿勢不良、胸椎活動度降低的時候，就容易覺得胸悶、身體僵硬、背痛、呼吸不順，甚至心悸，也會讓在這裡的交感神經受到壓力，而使相關的臟器運作不佳，導致整個人狀態不好。狀態不好、表現不如預期，又會使交感神經更加興奮，肌肉再度緊繃、造成症狀倍出的惡性循環。

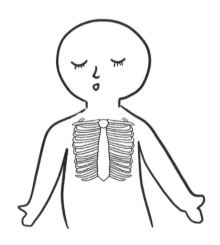

♥ 精神或狀態不好，可能是因為胸廓的交感神經感到壓力。

胸廓與壓抑的情緒、害怕、恐懼相關，**因為筋膜走向與胚胎發育的關係**，前側的筋膜與肌肉為了保護內臟跟自我，會本能的傾向緊縮，而背側的肌群則是我們在學習抬頭、爬行、站立跟走路的時候，才逐漸發展起來的肌肉力量，因此這也是為什麼每當感到害怕或恐懼時，我們會覺得心頭一緊。

比較強烈或跟生存相關的情緒，也容易存留在胸廓，例如強烈的憤怒、悲傷等。當我們受到強烈驚嚇的時候，會呆在現場動彈不得、身體僵硬，或許就像是昆蟲遇到危險時，會假死的自然的防衛機制。

身體的細胞是有情緒記憶的，不管皮膚、筋膜、肌肉、神經或內臟，**它會記得強烈的負面情緒，目的是下次再遇到同樣的危險時，能夠迅速的反應，本能的保護你**。就像是過敏原一樣，對蝦子過敏的人，一吃到含有蝦成分的食物，即使沒看到蝦子，皮膚也會立刻跟你報告：「有蝦子入侵！」如果你看到怒氣沖沖回家的另一半，胸口的筋膜也會立刻緊一下，向你警告：「皮繃緊一點，他今天看起來不太妙！」如果這是一個長期的狀態，可想而知，負面情緒對身體與心理的破壞性多強。

🔅 書寫練習

在東方社會，女性比較能把內心脆弱害怕的情緒表現出來，男性則習慣將恐懼的負面感受轉化成憤怒或急躁。更糟的是，他們選擇全往肚子裡吞，什麼都不說。長期下來，就是廣告詞說的「胸口扎扎、中氣不順」。如果天秤持續失衡，某天遇到衝擊較

大的事情時，身體可能就沒辦法負荷，導致突發的心血管問題，後果不堪設想。

「壓抑只會讓情感更強烈」，這是電影《臥虎藏龍》裡的一句話。**所有的情緒都是能量，所有的能量都需要出口。**如果沒有在理解的狀態下讓情緒釋放，要不就壓垮你自己，要不就轉化成銳利的刺，攻擊自己與旁人，增添新的傷口，留下新的疤痕。

自我介紹

這裡要請大家寫出：什麼時候、什麼事情、什麼人會讓你覺得緊張恐懼？有時候，我們不太認識自己的恐懼。所以，當你在回想的時候，你可以留意，有沒有會讓你特別在意的點，只要遇到類似狀態，就會出現緊張、焦慮的狀態，只要旁人觸及就會踩到雷。例如，我很討厭遲到。我只要覺得可能會遲到，就會開始焦慮、生氣，而且不是一般的緊張，是特別在意。即使明明時間剛剛好，但如果跟我同行的人還慢吞吞的，我就會非常焦急跟生氣。

每個人多少都有一些地雷，但如果你變成了地雷區的話，不但身旁的人辛苦，自己也會累積很多壓力在胸廓區，長期下來，甚至會導致心血管相關問題。

請寫下：

● 我的地雷是……

● **範例**　當身邊的人以冷暴力、冷漠對待我的時候，我就會受不了。

（試著回想，再寫下來！）

_____

_____

_____

_____

● 我對未來的恐懼……

● **範例**　我害怕沒辦法讓身邊的人滿意，無法達到自己跟他人對未來的期待。

（請勇敢的寫看看吧！）

_____

_____

_____

_____

- **我對現在的恐懼……**

  - 範例　要說出自己的感受時，害怕被否定、害怕被責罵，因而說出了不是自己心聲的話。

  （感受一下，再寫下來。）
  _____
  _____
  _____
  _____

- **我對過去的恐懼……**

  - 範例　說出自己的想法時，被老師在同學面前冷嘲熱諷，變成笑柄，因此交不到朋友，也不敢交朋友。

  （試著寫一寫！）
  _____
  _____
  _____
  _____

人體地圖

在身體地圖上，畫下你覺得僵硬、疼痛的位置。寫下有沒有特別會引發不舒服的人事物，或是讓你感覺舒緩的方式。有些情形是，你會感覺到整體的不舒服，但很難標明特定部位，這時候，你可以用大片的塗色來表達你的感受。

選擇你覺得最接近目前狀況的顏色，大片的塗在身體地圖上，再加以文字說明。

● 範例

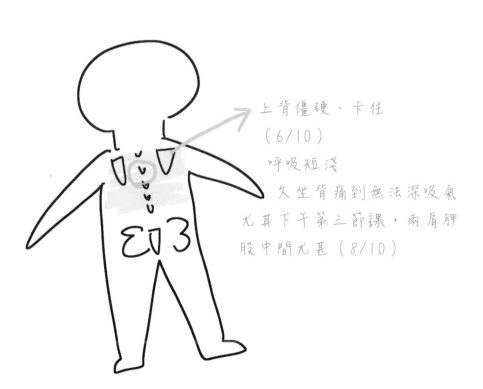

上背僵硬、卡住
（6/10）
呼吸短淺
久坐背痛到無法深吸氣
尤其下午第三節課，兩肩胛骨中間尤甚（8/10）

我的人體地圖 （塗完顏色，記得打分數！）

筋膜疼痛對症自療

電量戰力圖

　　會感覺全身硬梆梆或是突然間的僵硬，大多都有長期壓抑的情緒。每次只要發現身體僵硬，就把當下的戰力狀況畫下來，一陣子後就可以知道，哪一個區塊最讓你不舒服。

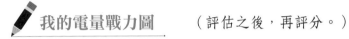 我的電量戰力圖　　（評估之後，再評分。）

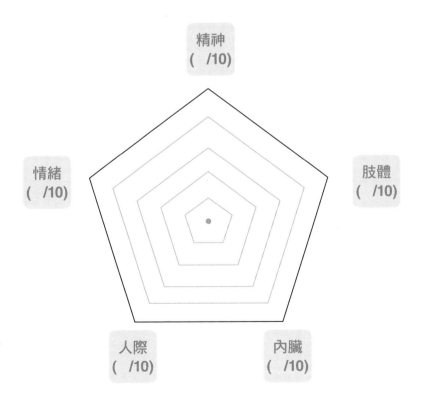

精神
（　/10）

肢體
（　/10）

情緒
（　/10）

人際
（　/10）

內臟
（　/10）

💡 動作檢視

　　這裡要針對**胸椎活動度**及**胸口筋膜**來放鬆，挑選的動作是「你一塊、我一塊」加強版，改成是四足跪姿的動作。

西瓜分享操：「你一塊、我一塊」四足跪姿版

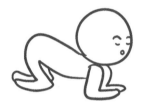

1 先擺好雙手肘及雙膝撐地的姿勢。

2 吐氣，雙手和雙腳往地板推，將背部拱起；吸氣，將胸部及腹部往地板靠近。重複六次後，停留在拱背的姿勢。

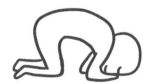

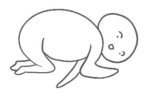

3 吸氣，將左手穿過右腋下，盡可能的伸到最遠，眼睛順勢往左手掌看。

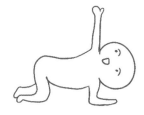

4 吐氣，將左手拉出來往左上方天花板延伸，右手肘出力推地板保持穩定，眼睛看向左手掌，在最高處吸氣。

5 吐氣並回到中間，換邊操作，重複動作六次。

自我按摩：胸廓筋膜放鬆

胸廓前側主要的骨骼是胸骨，胸骨在我們成人的時候，才會真正轉化為硬骨。附著在胸骨上的軟組織，基本上都是筋膜的形式，可能是胸肌的肌腱延伸，或是連結肩部、氣管、腹腔的筋膜。在下方與心臟心包膜相鄰的前縱隔，還有重要的免疫器官──胸腺。

胸廓後方連結的是胸椎，交感神經系統主要分布在胸椎第一節至腰椎第一節，在這裡接收訊號後，再發出訊號給內臟神經，使內臟的平滑肌或腺體產生相對應的作用，例如腸胃道活動下降、腎上腺素釋放、血管收縮、心跳加快、肌肉張力增加等。

整個胸廓是一個有彈性的籠子，前側胸骨藉由肋骨連結到後側的脊椎，有將近一百五十個關節，來協助我們完成呼吸、心跳等細微且持續二十四小時不間斷的自主動作；又連結肩部、頸部、腹部的關節與肌肉，**因此胸廓的彈性與活動度非常重要。**

我們要按摩前側的胸骨筋膜及背側的胸椎肌群。因為胸廓除了是自律神經系統相關的位置，也包含了心臟與肺臟。心跳跟呼吸是情緒反應時，最容易感知的生理反應。因此，**胸廓的活動度與彈性**，會影響這兩個臟器的狀態，**也間接影響我們的情緒。**

前側胸骨筋膜

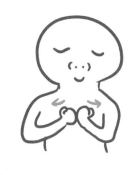

雙手握拳將指節放在胸骨中間，往外兩肩的方向畫開。操作的時候，順勢深吸氣。將胸部分為六等分，由上至下、由內至外，一節一節延展開來。

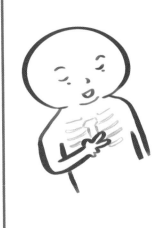

用指腹找到胸骨與肋骨之間空隙的肌群，一節一節的接續按壓，每一節按壓六下，從鎖骨下方一直到劍突[註]為止，左右同時或分開操作皆可。

在操作的時候，會有幾個位置特別疼痛，是很常見的現象，可以少量多次的時常按摩它，增加附近的循環，也有助於提升免疫系統。

理論上，經常按摩與配合運動，疼痛感會逐漸下降，如果長期下來仍然有劇烈的壓痛點，或伴隨心肺的相關症狀，請就診由醫師做完整的評估與檢查。

04

以症為師—感到全身僵硬時

[註] 劍突：位在胸骨最下方，可以摸到最下面的肋骨後，沿著肋骨往胸口摸，中間骨頭的最尾端就是劍突。

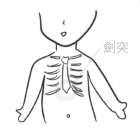

劍突

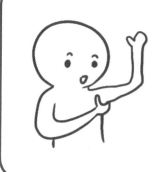

胸小肌位在深層的胸廓，貼在肋骨，連結肩胛骨、筋膜延伸到前側胸骨，是影響我們姿勢非常重要的一條肌肉。

將右手四隻指頭，伸進左邊腋下，與右手大拇指，一起將肌肉與肌膜提捏起來，提捏六下，再換邊操作。

動作結束的電量戰力圖

做完運動，再畫畫戰力圖吧。三不五時檢視自己的戰力，需要隊友幫忙時，也能即時求援，就能在生活中輕鬆的打怪升級。

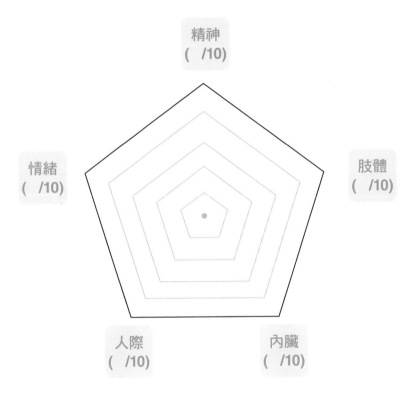

精神
(/10)

情緒
(/10)

肢體
(/10)

人際
(/10)

內臟
(/10)

以症為師──感到全身僵硬時

　　許多身體的不適，跟情緒的慣性反應有關，而情緒的慣性又跟生長歷程有關。除了可以尋求專業的心理師為我們梳理情緒外，我們可以從身體的覺察開始練習。第一步，先從症狀或活動中開始觀察，因為人總是在不舒服的時候，才會感覺身體的存在。慢慢的找出連結，進而幫助自己身心更舒適。

　　一位斯文有禮、總面帶微笑的阿姨，前來治療她的顳顎關節問題。從治療幾次的經驗中發現，阿姨待人很客氣，但也給人有些距離感。某天我詢問她：「我覺得關節局部問題有改善，但評估發現，你的頸部、還有左側胸廓筋膜異常的緊繃。我方便幫你徒手處理一下左側胸廓的筋膜嗎？」這時候她說：「我兩年前左側乳癌開過刀，疤痕很大，你不要嚇到喔。」我告訴她，我不會被開刀疤痕嚇到。但在治療之前，我曾經詢問過開刀史，當時她並未提到這件事情。阿姨說：「我不喜歡講這個，我覺得沒有關聯。」

　　得到阿姨的同意之後，我開始處理她緊縮的胸廓筋膜。在觸診到胸骨的筋膜時，我發現她的眼角流下了眼淚。我沒說什麼，繼續操作，她雖然愈哭愈激動，但都是無聲的掉著淚。等到手上筋膜的張力放鬆了，我問她還好嗎？阿姨問：「你不問我哭什麼嗎？」我告訴她，「你願意說的話，我想聽你說。」

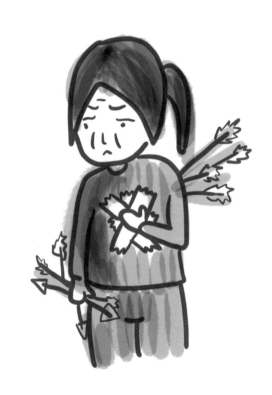

阿姨說她是單親媽媽，先生在孩子國中時意外過世了，留下她照顧公婆跟孩子。她覺得自己要堅強扛起整個家，所以從來沒掉過一滴淚。

　　以為熬到孩子大了，終於能有所依靠，沒想到五年前突然接到一通電話，通知她到離島接正在當兵的兒子的遺體。她不明白事情怎麼會這樣，為什麼是她？但是公婆兩個老人家還需要她照顧，她不能崩潰。她一個人去接孩子的遺體，完成後事，整個過程同樣一滴眼淚都沒流，因為她告訴自己不能哭。

　　兩年前，醫師診斷她罹患乳癌。她沒告訴任何人，自己一個人去住院、開刀做治療。她痛恨這個疤痕。她說：「開完刀到現在，我從來沒有照著鏡子看過疤痕。」出院後，阿姨繼續兼多份差，肩頸痠痛她都無所謂，直到嘴巴打不開了，只好就醫治療。

　　阿姨很意外自己今天會哭成這樣，但哭完之後，好像整個人都輕鬆了。我請她做的張口運動，也變得靈活。

　　「謝謝你讓我哭得這麼慘。我覺得，我也該開始照顧自己了，我的先生、孩子跟公婆也才會放心我。而且，我覺得我很勇敢。」我很用力的點了好幾個頭，並給了她一個大大的擁抱。阿姨這次的笑不是禮貌的笑，是連眼神都發光的笑容。

感到咬牙切齒，你可以這樣做

你經常咬牙嗎？感覺張開嘴巴困難、咬東西臉頰痠痛有聲音，總是覺得臉頰旁邊的關節很緊繃，甚至疼痛到吃不了東西，晚上還磨牙睡不好，整個人因為牙關不舒服而全身都不對勁，這就叫做「顳顎關節失序」（TMJ Disorder）[註]。

近年來，顳顎關節的問題愈來愈受到重視，但十多年前，我的大學老師朱美滿在課堂上講授顳顎關節物理治療時，大家都覺得這是個冷門的項目。一直到我開始在醫院上班，才知道有許多個案因為顳顎關節疼痛，痛苦萬分又遍尋不到治療方式，終於找到朱老師做治療之後，重獲新生。

顳顎關節障礙是一個很複雜的課題，顳顎關節是全身筋膜的表現，當人失衡到一定程度的時候，顳顎關節就會出問題，因此治療也必須是全身且整體的。同樣的，它也跟情緒、表達息息相關：感到憤怒時咬牙、害怕時牙關顫抖，長時間壓力也會讓人在夜晚磨牙等，這些都是讓人緊咬牙關的各種原因。另外，頸椎的姿勢也跟下顎的位置相關。如果長期姿勢不良，老是烏龜脖子，

[註] 也有人稱「顳顎關節失能」（TMJ Disfunction），指有功能缺損的狀態。如果有功能缺失或症狀影響生活，請務必就醫。顳顎關節疼痛可以在相關的專科牙醫就診及接受物理治療。

會使下顎位置偏向後收，導致張嘴疼痛或困難，如果再加上肩頸左右不對稱，也會間接讓顳顎關節偏移。顳顎關節與手腳的關節一樣，分左右不同，顳顎的左右是同一塊下顎骨的兩個頭，因此一邊偏移，另一邊一定會跟著出狀況。

很多人會直接聯想到，去牙科校正就好啦！但是近年來，許多牙醫師也建議，除了必要的牙醫處置外，輔以整體的物理治療，改善姿勢、肌肉筋膜張力，甚至調整生活方式，接受心理治療，才能完善的處理顳顎關節的問題。

💡 書寫練習

顳顎關節緊繃的狀況，跟表達與忍耐相關。因為這是控制嘴巴的關節，如果情境不允許我們良好表達時，我們就會緊閉雙唇、甚至咬牙切齒，就會讓這個關節緊繃，而連帶的會帶動肩膀聳起，肩頸肌肉也跟著緊繃。

嘴巴是我們壓力的出口，我們靠怒吼、哭喊、大笑來表達減壓，甚至靠磨牙減壓。當表達的自由被抑制時，我們會隱忍，顳顎關節就只好用力憋住，長久下來當然就會疼痛。相對的，嘴巴也是入口，營養、飲水、空氣，人體所需的養分都要從這裡進入，滋養我們。吃東西令人療癒的不只是味覺，口腔裡面的口感也是療癒的一部分，就像孩童喜歡吃手手、大人喜歡吃芋圓是一樣的道理，因為咀嚼會讓我們感到紓壓。因此，當顳顎關節疼痛影響咀嚼，真的會令人沮喪不已。

自我介紹

你是否能完整表達出自己的想法呢？從小到大，有沒有什麼人說的話、發生什麼事，讓你一直忍著，每每想到心中還會有情緒？有沒有什麼事情讓你一直承擔壓力、無法放鬆的呢？

將記憶倒帶，從小時候一路回想，把「我最想要說的一句話，我要對誰說」，一一寫出來，發洩一下。另一個是寫出你的遺憾，什麼是你「最想聽到的一句話」，並且由誰對你說。

如果怕被發現，可以寫完之後撕爛，再丟到外面的垃圾桶。或者閉上眼睛寫下來，相信寫完也看不懂寫的是什麼。

- **不同時期（幼兒、小學、中學、大學新鮮人、進入職場、婚後、養育下一代之後）**

  - **範例**　中學時期，我被老師冤枉私底下批評老師。老師不相信我的說辭，當下我沒有大力反駁，在老師的盛怒之下，吞忍著向老師道歉，並在全班面前鞠躬多次，直到老師氣消。我感覺很丟臉，可是明明是老師誤會我，而不是我犯錯。

  （選一個階段，試著寫看看！）

  _____

  _____

  _____

  _____

- **我想要對誰說**

  - **範例**　我想對老師說。

  （鎖定目標，寫看看。）

  _____

  _____

  _____

  _____

- **我最想對他／她說的一句話是……**

  - **範例**　你沒有搞清楚真相，就不應該隨便處罰人。你應該跟我道歉。

  （鼓起勇氣，寫下來。）

  _____

  _____

  _____

  _____

我的遺憾是……

範例　沒有為自己極力反駁就道歉。

（試著寫出來。）

_____

_____

_____

_____

我想要聽誰說

範例　我想聽老師說。

（請寫下來吧！）

_____

_____

_____

_____

- **我最想要聽他／她說的一句話是……**

  - **範例** 我想聽她說一句：「對不起」。

  （你想聽到什麼，試著寫看看。）

  _____

  _____

  _____

  _____

  _____

以症為師──感到咬牙切齒時

人體地圖

顳顎關節緊繃的成因跟姿勢與壓力有關，所以在畫人體地圖時，請你回想，有沒有其他部位的痠緊痛，以及顳顎關節會特別緊繃的時段或情境，例如與工作、考試相關。

● **範例**　當長官在臺上不明就理罵人的時候，會讓我整個肩膀縮緊、感覺咬牙變用力。

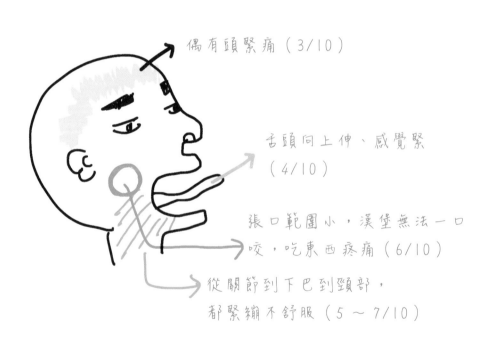

偶有頭緊痛（3/10）

舌頭向上伸、感覺緊（4/10）

張口範圍小，漢堡無法一口咬，吃東西疼痛（6/10）

從關節到下巴到頸部，都緊繃不舒服（5～7/10）

✏️ 我的人體地圖　　（想一想，畫看看。）

以症為師—感到咬牙切齒時

電量戰力圖

　　畫一下戰力圖，感覺自己的狀態如何。是什麼面向讓你要花最多精力去忍受？是人際、身體疾病還是情緒？例如：長官訓話的時候，顳顎關節要是愈來愈緊，這時候就應該觀察一下自己的狀況。

● 範例

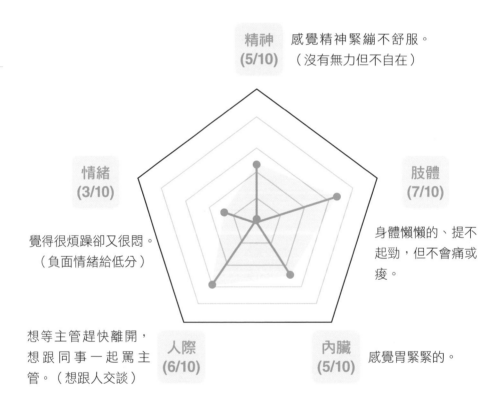

精神 (5/10) 感覺精神緊繃不舒服。（沒有無力但不自在）

肢體 (7/10) 身體懶懶的、提不起勁，但不會痛或痠。

情緒 (3/10) 覺得很煩躁卻又很悶。（負面情緒給低分）

人際 (6/10) 想等主管趕快離開，想跟同事一起罵主管。（想跟人交談）

內臟 (5/10) 感覺胃緊緊的。

【補充說明】

◆ **內臟**： 閉上眼睛，從腳底觀看自己，沿著腳踝、小腿、膝蓋一路觀測到下腹部。想像下腹部內的膀胱、子宮、卵巢、攝護腺，接著大腸、小腸等。往上感受腹腔裡的胃、肝、後側的腎臟。再往上感受呼吸時的肺臟活動、心臟的跳動，在喉嚨裡氣管、食道，一路感受到口腔、鼻腔、大腦。很直覺式的去搜索身體裡的聲音，比方說：今天要上臺很緊張，我們很直覺的就會用手揉揉左側腹部，感覺胃緊緊的，就可以給它一個分數。因為基準點是自己，所以以自身的感覺給分即可，不用擔心是不是正確，因為「你就是答案」。

◆ **肢體**： 在肢體的部分有沒有症狀？力氣如何？動作順利嗎？可以在評分的時候活動一下，感受自己身體的整體狀態。

我的電量戰力圖 （感受身體的每個部分，先評估一次。）

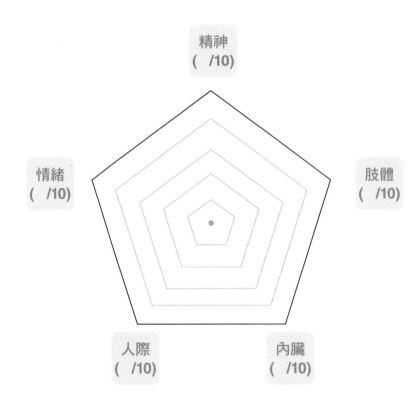

精神
(/10)

肢體
(/10)

情緒
(/10)

人際
(/10)

內臟
(/10)

💡 動作檢視

　　顳顎關節緊繃讓人總是一直想按摩放鬆，但是這類型的患者更需要**訓練頸部及上背的穩定肌群**，唯有姿勢維持在張力平衡的位置上，顳顎相關的肌肉張力才有機會下降。要放鬆的區域，我們則集中在頭顱部，感受身體的自然張力律動能力、提升副交感神經、降低肌肉張力，很適合在壓力大時及睡前做，可以幫助你儘速冷靜放鬆下來。如果你嘗試冥想卻總是靜不下來，可以試試「一個大西瓜」、「地上小狗來一塊」這兩個動作，來檢視及調整全身性筋膜的平衡狀態。

西瓜分享操：一個大西瓜／地上小狗來一塊

（建議看著鏡子做，如果能錄下來更好，可以回放影片檢視動作）

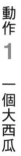

動作 1 一個大西瓜

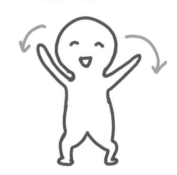

　　雙手往外畫圈，圈圈愈大愈好。畫六圈後，左手叉腰、右手往後畫六圈，再換邊動作。

　　要注意，在畫圈的時候，脖子有沒有依然保持在中間位置，還是會偏移到某一邊呢？兩邊肩膀一樣高嗎？

　　你還可以在牆壁上貼一個圓點貼紙，眼睛平視貼紙。當手做動作的時候，保持眼睛視線不離開牆上的貼紙。同樣每個動作都重複六次。

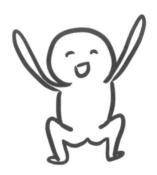

動作 **2** 地上小狗來一塊

雙手在前方伸直後，盡可能蹲低，雙手再從前方往上舉到最高。

觀察看看，你可以蹲低嗎？雙手能伸到最高嗎？左右有沒有不對稱？

要是無法蹲低時，可以先坐小凳子，接著拿一個長桿子，揹在背後。盡可能在蹲姿時，把棍子從背後舉到最高。

我自己在練習的時候，會在頭上擺一個抱枕。動作時，保持不讓抱枕掉下來，這個方法也可以用來代替牆上的貼紙。

開始做的第一個星期，頸部跟背部會有痠痛感是正常的，因為使用了不常使用的肌肉，只要熱敷跟做做伸展即可緩解痠痛。連續做七到十天之後，就會慢慢感覺很輕鬆，姿勢也會自然的變好。如果還是練不起來，可以請物理治療師評估看看，是不是肌肉關節或動作控制上，有需要調整的地方。

筋膜疼痛對症自療

自我按摩：下顎筋膜放鬆

將雙手食指扣在下顎骨的兩個轉角處，雙手邊揉推下顎周邊的筋膜。將舌頭頂在上顎，邊張開嘴巴，邊開合嘴巴，雙手邊沿著下顎一路揉推到下巴。

張嘴時，要保持舌頭頂在上顎（門牙的後面），確保不會張口過大而造成疼痛，也可以訓練平衡的張口路徑，並加強舌肌的張力。

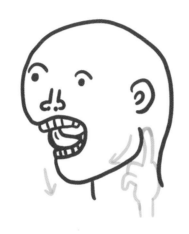

頭顱筋膜律動

接下來的動作跟以往的「筋膜放鬆」或「按摩」的概念不同，在顱薦椎療法中，身體有三個主要的自我律動：**呼吸、心跳、顱薦律動**。前兩個是我們熟知的，而顱薦律動指的是由頭顱內從大腦延伸至薦椎神經、全身整體筋膜的律動，在全身都可以感受到。

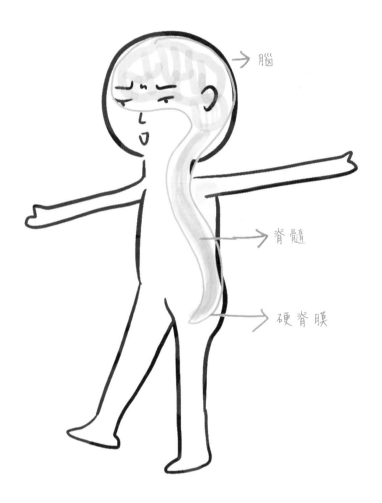

腦

脊髓

硬脊膜

💜 神經系統是由大腦出發，延伸至脊椎（頸椎、胸椎、腰椎跟薦椎）內的
　　脊隨神經，神經外側包覆著硬脊膜，裡面充滿了腦脊髓液，顱薦律動便
　　是帶動腦脊髓液流動的動力，就像心跳帶動血液流動一樣。顱薦律動對
　　一般人來說較為陌生，但跟神經系統健康息息相關。

若是沒有神經損傷的成人，顱薦律動的頻率大約是每分鐘六到十二回^註。它的頻率會因為自律神經、身體結構、精神狀態等而有所改變，就像是心跳跟呼吸一樣。由於它是神經系統的延伸，因此從顱薦椎系統做平衡調整，可以有效的使自律神經系統平衡，連帶使全身筋膜回到有彈性的狀態。

或許你也聽說過，正念或冥想可以幫助放鬆，我十分喜歡其中的「身體掃描技巧」，能讓我將專注力轉回到自身，感受到平靜與放鬆。

但是在帶領個案的時候，我發現身體掃描對於不常做身體自覺的個案來說很困難，無法專注在自己的身體上。

此時，我會建議以顱薦律動的方式，先用自己的手帶領感受。摸著頭部，感受身體的張力。慢慢練習，就可以延伸到感受肩頸、腰部等部位的律動。

一開始先用手來幫忙，到後面可以感受張力時，就不一定需要手幫助了。跟自己的身體熟悉之後，要再進入冥想或正念就會容易許多。

每當我觀察到自己情緒波動、思考雜亂的時候，或者每一次要進行徒手治療之前，我都會試著透過感受這個技巧，讓自己回到平靜的狀態。放鬆、回到當下，確保我能給個案最完整的療程。

這個方式也很適合容易煩躁不安或緊張的朋友，每當覺得心情浮躁的時候，就可以在書桌前或躲到廁所裡面做一下，就可以找回情緒的平穩感。

註 它是在手術當中真正能觀測到、由神經系統帶動的律動，在實驗具體觀測中，大約每分鐘六到十二下，在腦部兩側顳骨的幅度大約是 5mm。數值僅供參考。

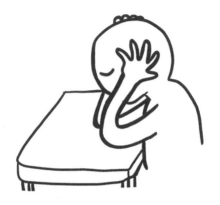

1 坐穩在椅子上,將雙肘放在桌上,將兩個手掌放在耳朵上方的顳肌處,將十隻手指頭延伸打開包覆整個頭殼,頭輕鬆垂放安置在兩手中間。眼睛閉上,想像你的頭顱就像一顆氣球。

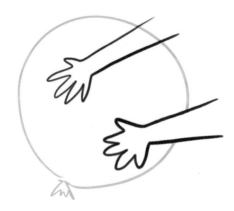

2 吸氣、吐氣的時候,將你的兩個手掌到手指一起均勻的往腦部中間靠近,速度盡可能的慢,愈慢愈好!就像雙手慢慢把氣球壓扁,去感受氣球的張力與彈性,慢慢的加壓,直到感覺已經壓到底了,沒空間再壓縮。

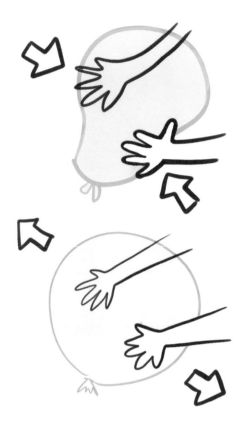

3 當兩手靠近到無法再更近的時候,慢慢將手的力量放掉,速度也是盡可能的慢,你會感覺到,當手放鬆的時候,腦袋彷彿氣球,又再度膨脹回來。如果感覺腦袋都不動,卡卡的,雙手就停留久一點,等待一下。

4 上述的動作可以重複做一到兩回。愈做會愈感覺,頭顱的彈性似乎變大了,雙手能壓下去跟回彈的幅度也變大了,這時候就可以暫停休息了。經過長期的練習、逐漸熟悉之後,不需要雙手幫助,也能感受頭顱的張力,可以專注感受頭顱。只要透過想像,就能達到一樣的效果。

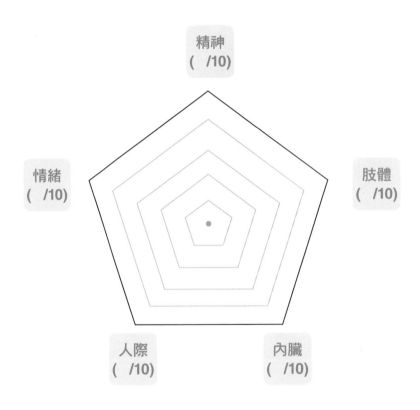

顳顎關節疼痛有很多複合型的原因，包括牙科相關問題，如下顎關節或軟骨、齒列、咬合等。物理治療會評估的包含鄰近的頸椎、舌骨位置，延伸到全身的關節與肌肉、軟組織的平衡。

曾有脊椎側彎的個案來找我治療，經過全身性的姿勢調整、肌肉協調訓練等，在改善整體姿勢後，顳顎關節的平衡、功能與症狀也隨之改善許多。

除此之外，顳顎關節又跟說話、進食等功能相關。如果我們因為身心因素而進食狀況異常，顳顎關節跟相關吞嚥的功能也會有問題。

可以說，顳顎關節是身心狀態的一個很好的指標，如果此處有症狀，常感覺緊繃，建議儘早找顳顎關節專長的物理治療師做整體的評估與處理。必要時，也可以配合牙科、身心科共同長期處置。

如果你正在為此症狀煩惱，可以藉由書寫練習的方式慢慢的陪著自己，調整到舒服的狀態。這並不容易，因此我建議找一位你信任、有耐心的治療師，可以是物理治療師或心理師，做為能跟你討論追蹤的主責治療師，讓你在調整的路上有人陪伴，而且不會迷失方向，一起走到更好的地方。

　　從前有隻驢子負責載金屬雕飾珠寶到另一個城市，主人說只要小心完成任務，就可以得到十串葡萄。於是，驢子兢兢業業的保護著貨物。有一回在途中，驢子遇到賣鹽巴的商人要牠幫忙運鹽巴過河。驢子說：「可是我要運金屬雕飾珠寶！」賣鹽巴的商人說：「我只有一斤鹽巴而已，你還有很大的空間可以放鹽巴啊。順利的話，我就給你一袋胡蘿蔔。」驢子心想，好啊，反正胡蘿蔔可以慢慢啃，就讓商人把鹽巴放進袋子了。

　　走著走著，驢子又遇到賣衛生紙的商人。商人說：「你幫我載一箱衛生紙過去對面的城市吧！衛生紙很輕，我給你半斤花生當酬勞。」驢子心想，花生是牠最愛吃的零食，吞了吞口水也答應了，反正衛生紙很輕，應該不成問題。

　　就在要過河的前一刻，一個老翁蹲在岸邊哭泣。驢子問他為什麼哭，老翁說：「我要趕快把這個剛鑄造好的銅鐘送到對面的學校，不然學生就沒有上課鐘聲了，但是我腳扭傷，過不了河。」驢子見狀便說：「來吧，把鐘掛在我脖子上吧。」老翁說：「可是你身上背了很多東西了，這個鐘很重的。」驢子說：「沒問題，學生沒有上課鐘聲可不行呢。」於是，驢子掛上了比牠臉還大的銅鐘，再度出發了。

　　走著走著，牠想，脖子上的鐘真的很重呢。驢子想要活動一下痠痛的脖子，於是抬高了頭、想伸展一下，不料屁股上馱著的衛生紙進水了。「啊，糟糕了，衛生紙不能沾到水啊！」驢子焦急的又把後腿抬高，換前面裝著珠寶的皮包進水了，一起放在裡

面的鹽巴沾到水也融化了，金屬雕飾珠寶全泡在鹽水裡了。

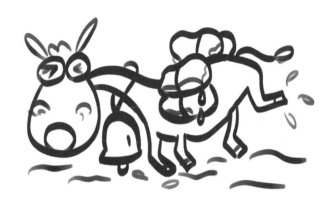

　　驢子急躁的前跳後跳、脖子屁股前抬後翹，終於狼狽的抵達了河岸。珠寶商前來取貨，貴重的金屬雕飾泡過鹽巴而生鏽了，鹽巴都融化消失了，衛生紙也濕了大半，當然也趕不及學生的上課時間，驢子自己的脖子、腰腿都拉傷了，卻什麼獎勵也沒得到，還挨了眾人罵。這時，腳扭傷的老翁也過了河，走到驢子身邊，安撫驢子說：「我知道你是好意幫我，也覺得前面的託付都是小差事，有信心可以應付。但做事情時，不要忘記真正屬於自己的任務。先把自己的任務完成，再來顧慮其他人的需要，才能從容的完成，也不會弄得自己滿身傷，還被罵一頓。」

你常常感到煩躁嗎？根本的原因，可能是無法或不懂得拒絕別人，沒辦法與別人保持距離，建立良好的界線，導致時刻都被別人要求，甚至脅迫。要是不懂得拒絕別人，什麼事都攬下來幫忙，明明自己的待辦事情根本做不完，又把好多任務揹在身上，自然會不安；一感到不安就想逃避拖延，拖到後面又更焦躁，因為託付的人三不五時拿著鞭子來催促，導致你的交感神經上升，胡亂無頭暴衝，形成惡性循環。

現代人的生活節奏緊湊，有了通訊軟體更被迫要加速反應的時間。以前要是收到 Email 或接到來電前，可以思考一下怎麼回覆，回覆之前可以做好準備，但通訊軟體讓大家無處可逃。已讀為什麼不回？為什麼不讀？或者是看到有未讀的數字，就忍不住要點開來看完。

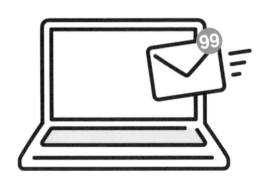

很多眼睛都在警告你，你有任務還沒完成，嚴重喪失思考的空間跟彈性，讓本來可以更有彈性距離的關係，變得太過緊密，例如老師跟家長的關係，醫師跟病患的關係，老闆跟員工的關係，甚至家人伴侶的關係。

於是，我們就像綁得太久的橡皮筋，彈性早已疲乏，再多綁一圈就應聲而斷。

我們要在生活中及時的察覺自我的彈性狀態，是否處在張力緊繃的情況下？

如果是，就要適時讓橡皮筋放鬆，否則只要因為一點小事情，或是別人的一句無心之話，都會讓你瞬間抓狂、煩躁，就像被彈出去的橡皮筋一樣，自己精疲力竭，對方也遍體鱗傷。

📝 書寫練習

現代人煩躁不安的原因很多，想改善的第一步，得先**釐清煩躁的來源，辨認出自己正在煩躁焦慮中**。

因此，接下來的書寫練習跟人體地圖，是藉由練習釐清自己的原則，鞏固好內心的堡壘來避免煩躁的發生。同時，要知道什麼樣的生理反應，是自己焦慮的表現，就能在當下處理掉不舒服的感覺。

這裡需要為自己設立界線，找出自己真正想做的主要目標、處世原則，不做爛好人，選擇真正重要的人事物，不把時間精神浪費在不必要的焦慮裡。在這裡，我們要做的是畫出：〈我的小宇宙：我的理想人際範圍〉。

想像你是宇宙的中心，在你的星系中，畫出第一圈你覺得：對你來說最親密最重要的人；第二圈：重要的人；第三圈：需要的人。這三個圈盡可能不要超過十個人。依照他們對你的重要性、不可失去的程度，畫出他們星球的大小、遠近。

接著，在他們旁邊寫下「對方最會讓你覺得壓力的時刻」，再寫出能讓自己舒服的對應方式。慢慢建立起你的結界，知道如何與重要的人保持良好關係、同時也能保有自己。

如果因為社群媒體或工作性質的關係，你需要經營網站，維持粉絲與客戶之間的關係，那怎麼辦呢？就把他們畫在第四圈：需要經營的公務關係。然後，寫清楚你處理的原則與分配的時間，就像是衛星一樣，他們必須存在、但也要給予一個合理出現的軌道跟時間。

第五圈則可以寫出：不常聯繫，但重要的關係，例如老朋友。他們就像是遠方的恆星，雖然遠，但抬頭還是可以找到。

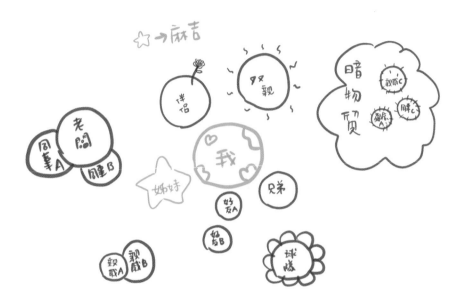

依照對自己的重要性，決定星球的大小；依照親密度，決定星球的遠近；讓你感覺不舒服的人，就放到暗物質區。至於星球的長相、是哪一種星球，都由你決定。

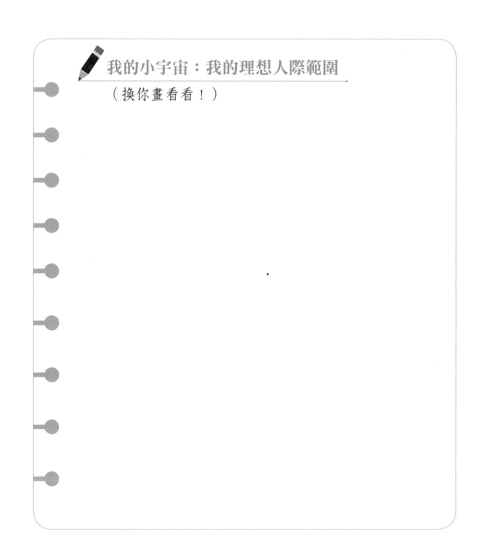

我的小宇宙：我的理想人際範圍

（換你畫看看！）

人體地圖

　　畫出當你覺得煩躁的時候，你的身體哪個部位有感覺？是什麼樣的感覺？明確描述部位、範圍大小、深淺、動態或靜態、形式等，愈清楚的描述，愈能夠幫助你未來及時的覺察。

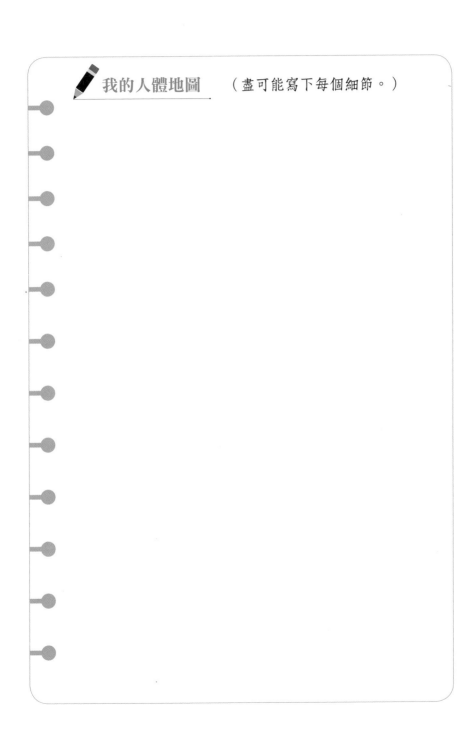

✏ 我的人體地圖　　（盡可能寫下每個細節。）

以症為師──感到煩躁不安時

電量戰力圖

這裡的電量戰力圖，可以根據特定的人事物來畫，盡量發掘出跟那些人溝通時，為何讓你電量消耗最大？情緒的部分也可以再詳細標明，是怎樣的負面情緒，是焦慮、緊張、不安、害怕，還是生氣？當對應在身體的感受時，是肢體肌肉緊繃，還是身體內臟的感覺，例如心跳加快、喘、臉紅、胃抽筋等。

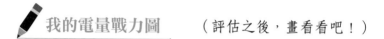 我的電量戰力圖 　　（評估之後，畫看看吧！）

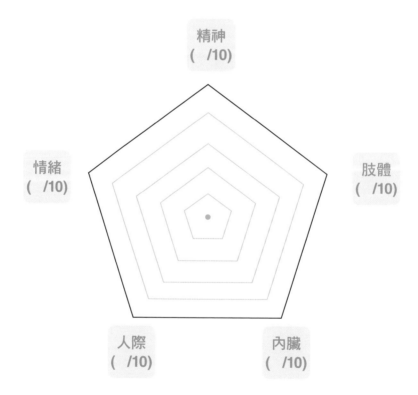

寫清楚情緒跟身體感受，有助於我們及時覺察自己的身心改變，目的是能及時調整，避免讓自己落入不舒適的困境當中。確保身心的彈性，就是從理解自己開始，知道自己的弱點、趨吉避凶，感覺不適就先退出喘口氣，準備好了再繼續把目標完成。理解自己有所選擇，再去面對人事物，就能避免落入以往負面的慣性之中。

動作檢視

接下來的動作，將以呼吸放鬆為主，因此先從觀測、感受呼吸開始。

西瓜分享操：一起分享真滿足

「一起分享真滿足」的動作很簡單，只要閉眼睛將雙手放在肚子上做深呼吸即可。但如果想要效果更好，我們可以把雙手放在剛剛人體地圖中，自己畫出來最有感覺的部位。

閉上眼睛，心中的眼睛去觀望著那個部位，深呼吸後告訴自己：「把張力放掉，把橡皮筋鬆開，把頭皮的緊張放掉、肩膀放掉、手臂放掉、腰放掉、腿跟腳都放掉」，一步步的把自己的彈性找回來。等到感覺張力都放鬆了，再張開眼睛。

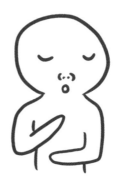

如果你畫出來的部位是雙手摸不到的，就一手放胸口、一手放肚臍上方，用心中的眼睛去觀望那個位置即可。

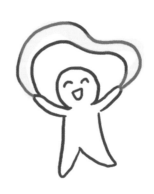

自我按摩：加強與自律神經節臨近的背部肌群放鬆

背側脊柱旁肌群放鬆

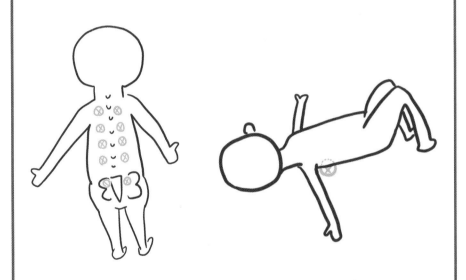

由於背側肌群徒手不容易按壓到，所以需要使用小工具，可以使用網球或是筋膜球。

首先，請平躺在瑜伽墊上，將雙手支撐在頭頸後，雙腳平穩的踩在地板上，將屁股微微抬高，將球放在臀部（尾椎上方薦椎處，不要壓到尾椎），上下帶動球做肌肉按摩。上下滾動六次後，將球往腰部滾動，逐漸一段一段往上移，一直到頸背交界處。

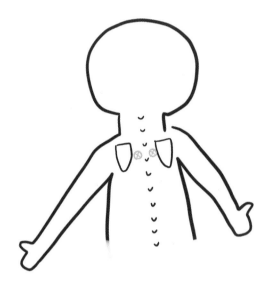

　　膏肓穴位在第四節胸椎下緣。第四節胸椎的位置在物理治療中也有所謂的「第四胸椎症候群」（T4 Syndrome），指的是因為第四胸椎受到壓迫，導致手麻、背痛、手臂肩痛，甚至產生頭痛、肩胛肋骨前胸等放射疼痛感，是不容易處理的症候。

　　膏肓穴也是心臟、肺臟交感神經結發出的位置，長期壓迫也會影響心肺等內臟功能，因此古人以「病入膏肓」來形容病得不輕、不好醫治，真的是非常精準。

　　我們可以在兩邊的肩胛骨中間找到大約膏肓穴的位置，建議一併放鬆兩邊肩胛骨內緣的區域，效果更好，也有助於整體姿勢的改善。

　　同樣的，我們把球放在肩胛骨中間位置，輕鬆的躺在上面做深呼吸，大約深呼吸六回，再換位置。

　　另外，也可以在每天洗澡的時候，用蓮蓬頭以熱水沖背部的肩胛位置，沖二到三分鐘，效果也非常好，還能幫助睡眠。

動作結束的電量戰力圖 （請再評估畫一次！）

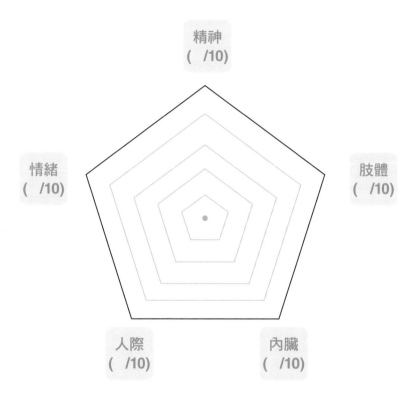

焦慮不安其實是我們面對壓力很正常的表現，但是當出現的頻率、強度跟持續的時間太久的時候，跟著焦慮而持續出現，如呼吸變淺、肩頸緊縮、肌肉緊張等生理現象，就會從心理的狀態導變成生理症狀。當現象變成症狀的時候，又會使我們更加焦慮。因此，及早的辨認讓自己焦慮的心理因素與生理現象，能讓我們活得更自在。

　　一位比我大幾歲的男性，在媽媽的陪同下來治療。在治療室，我發現都是媽媽代替他發言：「他姿勢不良，下班回家就打電動，上班又一直弄電腦，脖子肩頸都很疲痛，我問他他都不說。我看他一直揉脖子、擦藥吞藥，才把他拖來。老師，請你幫他看一下。」

　　我有點訝異，一個當時年紀近四十歲的男性，為什麼要媽媽帶來看診，難道是媽寶？我告訴自己不能先入為主，還是客觀了解一下才行。前兩次的治療，男個案不太理我，都是媽媽幫忙回答居多。

　　兩個月後，他首度自己到治療室報到，我擔心了一下，怕治療時可能會很尷尬。沒想到，他問了我很多治療相關的問題跟運動。我說：「我感覺你的姿勢跟整體的精神都好很多喔！不錯喔，繼續保持。」

　　「我不是媽寶。」這次，他終於娓娓道來自己的故事。

　　五年前，他有份穩定的科技業小主管的工作，也有一個論及婚嫁的女友，但是就在一切都在軌道上運行的時候，公司說要遷往中國，要他選擇離開或是一起去中國打拼。女友覺得不安穩，勸他再到其他公司試試看，但投了許多履歷，都找不到跟原本職位相同的工作。於是，他決定去中國發展。女友對此很不諒解，甚至提出分手，他請女友等他一年。

　　沒想到去中國半年之後，老闆跑了，薪水也沒拿到，還差點

被公司的債主追討。於是，他趕緊逃回臺灣。回臺灣後，女友只告訴他說：「我們早就分手了」，叫他自求多福。

　　他不懂，為什麼多年的情感撐不過半年的分離？真正的愛不是應該要支持著他嗎？他不懂，他努力多年，為什麼還是像垃圾一樣被丟掉，老闆卻還是在業界呼風喚雨？所以，他選擇封閉自己，只有遊戲的世界能給他一點人生的趣味，其他喜怒哀樂都沒了。

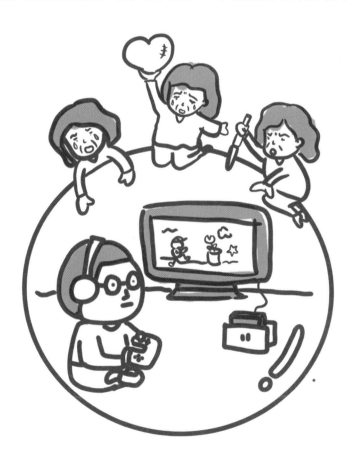

他在家蹲了快一年，好不容易找到一個行政助理的工作，但他已經不想再跟同事打交道、不想再有親密關係、不想再多做努力。他感覺人生對他很殘忍，沒有任何希望。

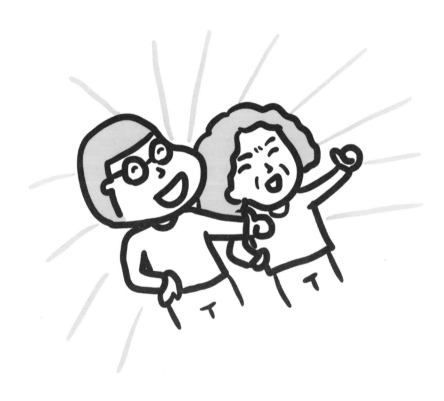

他知道媽媽一直很擔心他，但對他來說，這也是無比的壓力，讓他更想逃避。一直到了治療室，看見媽媽為他煩惱的背影；看見其他有病痛或有障礙的病友們，很努力在為自己的人生努力；看見與他素不相識的我，積極的幫他治療。於是，他自己也在治療與抵不住媽媽的囉嗦之下，不甘願的開始做運動。沒想到配合，身體不適有了改善。

「原來還是能有所改變，只要我願意。」他告訴我，這次療程結束後，會把自己照顧好，不用媽媽擔心。他決定輕鬆快樂的生活，把握跟家人在一起的時光。

在最後一次療程，他帶著媽媽跟飲料來跟我說再見。現在的他，吃什麼都覺得很好吃，跟家人出遊也自在輕鬆。

「人生嘛，能感受到身邊的小確幸，其實也很滿足。」離開前，他回頭跟我說：「而且我認識了一個很棒的女生，今天要去告白，祝我成功。」看著他摟著媽媽的背影，真的變得更有肩膀了。

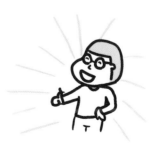

感到低落沮喪，你可以這樣做

　　自律神經有交感跟副交感神經，大部分我們聽到的都是交感神經過於旺盛所導致的問題。那麼，有人是副交感神經過於旺盛嗎？

　　有的，副交感神經過於旺盛的人，通常表現低落、提不起勁、感覺沒什麼情緒起伏、不想接觸人群、嗜睡、肌肉張力低、懶懶的沒精神，通常整體的電量戰力圖都比較低落。

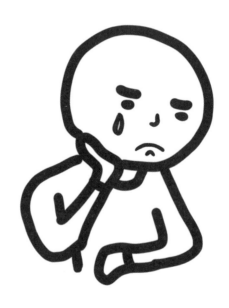

💜 情緒低落可能源自於副交感神經過於旺盛，嚴重時可能會產生心理疾病。

不過，旁人或自己可能就覺得，只是心情悶悶的、不想講話，或個性內向而已，並不容易發現病候。但要是這種低落的情緒繼續變嚴重，可能會造成與家人、社會的關係疏離，導致孤獨感加深。如果再遇到挫折或生理出現問題，則可能產生嚴重的心理疾病或社會功能變差。

如果說交感神經過旺，是對人事物反應過度，那麼副交感神經過旺，就像是獅子在你帳篷門口，你還在發呆一樣，失去了對生活的感受度，自然也沒辦法感覺到快樂或悲傷。像這類型的個案，我建議從事一些可以提升活動力的運動，或需要與他人合作的活動，而「內觀自省」這種提升副交感的活動，就不是他們合適的首選運動了。

另外，因為網路社群媒體跟電玩遊戲的發達，讓很多人在虛擬世界中的社會連結活躍。虛擬世界的刺激強烈，又能明確看見自己的成就，因為就算失敗也能打掉重練，負評也能刪除留言。不過，經常只要一回到現實世界就力不從心，提不起興趣，與家庭跟社會的疏離感愈來愈重。這種情況最常發生在年輕人身上，特別是在十五到二十五歲這段建構自我的時期，如果感受不到現實生活的樂趣跟成就感，感受不到家人朋友的愛、重視跟關懷，甚至會開始懷疑人生的意義。於是，他們寧願選擇埋頭沉迷於虛擬世界，也就不足為奇了。

有些個案是交感跟副交感劇烈波動，一下怒火沖天、一下沮喪無力，通常還是能進行日常生活。但如果已影響到日常生活，建議先諮詢心理師或醫師。

書寫練習

　　生命中經常有我們想做而不能做、想得而不可得的事情。依照個性跟狀況的不同，有時候我們會努力爭取，有時候則是逃避低落。這裡要練習的，就是當我們感到低落、能量不足的時候，可以檢視自己，找到自己的北極星。就算黑夜茫茫看不到路，仍然有一抹光亮指引著。

自我介紹

　　請你寫下自己的夢想：從身邊最小的願望，一路寫到對宇宙世界的期待。對我來說，夢想像北極星一樣指引我的方向，不用實現，夠遠大就好，而我的每個理想都是往目標前進。當生活感到迷惘挫折的時候，只要檢視自己，是不是依舊往對的方向前進。如果是，那麼航程中遇到的風浪，就只是航程中的一個故事，千萬別被困住。

　　以我自己為例，我的夢想就是讓世界的每個人，都能因為我而變得健康快樂。這個遠大的理想當然沒辦法實現，但是我可以把它切分成比較容易達成的許多個小目標，促使我有足夠的動力去執行常規的臨床工作。

　　遇到瓶頸時，這些小目標也引領我再去學習。就像為了想讓更多人獲得健康，我可以集結治療經驗成書與讀者分享，也可以開設課程投入實際教學。

過程中有苦有樂，但都是清楚的朝著我的終極目標前進，不會為了其他因素而偏離。就像繪畫是我的興趣，曾經也想改行成為我的職業，但後來發現與我的專業結合，兩者結合成為實現夢想的工具。

　　每隔一段時間，我會重新檢視一下自己的履歷表，看看是否還有在航道上？有沒有必要修正北極星，來確認每一個階段的人生狀態。

　　下頁圖是我十多年前在醫院工作時，遇到瓶頸填寫的「宇宙共同體金字塔」，讓我確認方向，釐清現狀。

　　寫完後，我知道自己想要的目標，因此鼓起勇氣把自寫自畫、介紹椎間盤突出的繪本給出版社編輯看，才有機會出版書籍，進而邁向自己的夢想。感謝欣賞我的人，也感謝自己沒有沉沒在抱怨體制的生活中。

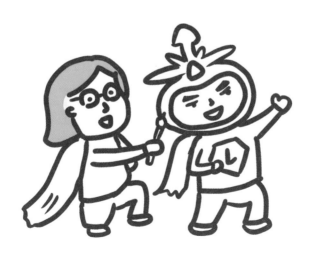

💜 這是我第一本著作《脊近完美》裡的腰椎超人 L-Man。多虧了當時不怕丟臉的自我推薦，才能讓 L-Man 正式出道。

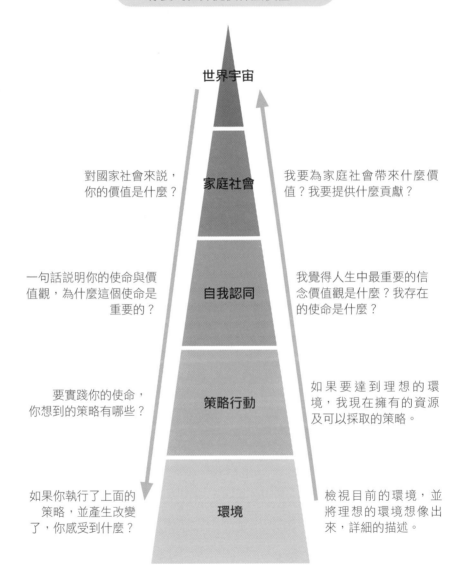

◆ 宇宙共同體金字塔 ◆

如果大家是宇宙中的一個共同體，
你要為世界提供什麼價值？

世界宇宙

對國家社會來說，
你的價值是什麼？

家庭社會

我要為家庭社會帶來什麼價
值？我要提供什麼貢獻？

一句話說明你的使命與價
值觀，為什麼這個使命是
重要的？

自我認同

我覺得人生中最重要的信
念價值觀是什麼？我存在
的使命是什麼？

要實踐你的使命，
你想到的策略有哪些？

策略行動

如果要達到理想的環
境，我現在擁有的資源
及可以採取的策略。

如果你執行了上面的
策略，並產生改變
了，你感受到什麼？

環境

檢視目前的環境，並
將理想的環境想像出
來，詳細的描述。

讓遇見我的每個人都能更健康

世界宇宙

身為一個治療師，我對社會
的價值是將所學充分發揮，
協助更多的人。

家庭社會

身為一個治療師，我的貢獻
是以我所學、協助社會更健
康。

我的價值觀：身為治療
師，應當盡力為提升人
們的健康。

自我認同

身為一個治療師，我的使
命就是盡我所學、改善個
案的狀況。

精進自己的專業技術，也
思考能夠觸及更多人，改
善更多人健康，可以將衛
教單張擴散到更多人。

策略行動

我可以製作個案所需要
的衛教單張。在處理大
量的個案時，也能有效
率的提供衛教資訊

將自己的專業經驗統整為
書或課程講座。看到許多
人因此生活更健康，給
我回饋時，我自己感到滿
足，且更有學習與前進的
動力。

環境

醫院個案總量太多，想要
好好治療個案與個案衛教
或追蹤，都很困難。
理想的環境是每個病人都
能接受到足夠的治療與自
我照顧的資訊，讓他們更
有效的恢復健康。

04

以症為師—感到低落沮喪時

註 先從右邊最下面（環境）開始寫自己目前的現狀，往上寫放大到宇宙的角度。再從最
頂端宇宙的角度出發往下思考，進而推算出能在目前環境中，執行的第一個小目標。
同時也在過程中，了解自己的北極星（宇宙性的目標）。

換你寫寫看！想想目前的困境，再想像理想的狀態，進而找出要做的方案。釐清自己的價值觀與個人、家庭、環境、社會甚至宇宙的角色。思考到宇宙層級時，就可以找到自己的北極星。不一定只針對工作事業，各方面的困擾都可以試著書寫看看。

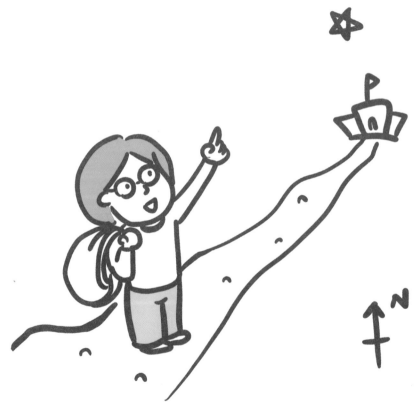

🤍 找到北極星，疑惑時就抬頭看看，一定能找到方向。

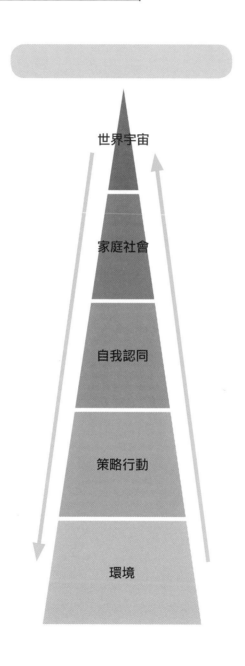

我的宇宙共同體金字塔 （試著寫下來吧！）

世界宇宙

家庭社會

自我認同

策略行動

環境

人體地圖

　　請畫出你感覺最無力的部位。寫出什麼人或什麼場景，會讓你感覺想要逃跑？如果可以在自己的身上加點技能（就是給自己加分），你會加點在什麼部位、做什麼加分？請畫出來。

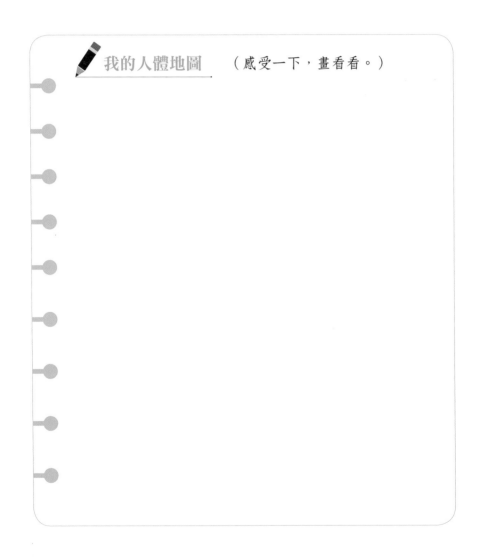

我的人體地圖　　（感受一下，畫看看。）

　　既然來到地球體驗人生了，不如就像電玩一樣設定自己的角色。在打怪的途中，我們會不停的增加經驗值、買裝備，但也一定有過被打趴、裝備全掉、豬隊友害你掛點、卡副本忘記主幹線的時候。但是，我們都會在需要的時候，隨時檢查裝備、想辦法煉劍、去野外打怪增加經驗，不會只打一次 BOSS 就直接放棄。就算真的打不下去，大不了再換一個角色或者換個遊戲。

　　人生也是一樣！隨時在路上檢視自己，隨時都是在為自己偉大的旅程做奮鬥，就算最後不是伺服器中的第一名，至少也享受了遊戲中的各種樂趣。

04

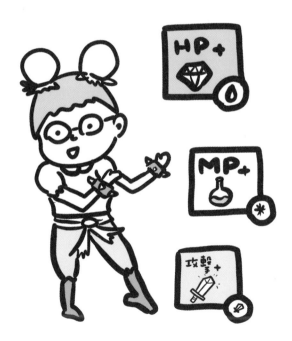

💜 人生就像電玩角色，自己可以調整角色設定，勇於闖關。

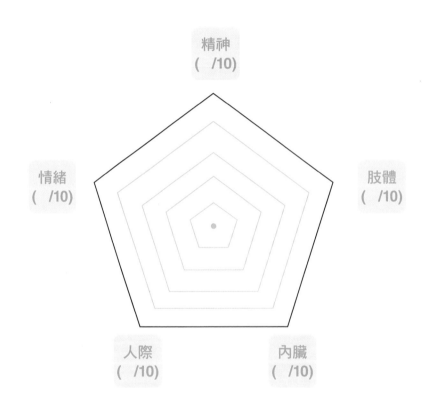

我的電量戰力圖　　（現在可以打幾分？先評估看看。）

精神
(/10)

肢體
(/10)

情緒
(/10)

人際
(/10)

內臟
(/10)

💡 動作檢視

　　「阿公一塊、阿媽一塊」這一組動作，可以一起帶動**下半身跟軀幹轉動與上肢的活動**，是提升整體活動力的好方法。如果家中有巧拼或是磁磚，可以踏著方塊來做。做的時候，要保持前腳的膝蓋永遠不動、並對齊腳尖，才不會造成膝蓋的疼痛喔。

西瓜分享操：阿公一塊、阿媽一塊

1 雙手叉腰，兩腳分別踩一格巧拼，先以左腳當軸心，將右腳往後跨九十度，踏到左腳正後方的巧拼，再轉回來中間。右腳來回踏六次，再換左腳踏。找到自己最穩、最快的方式。

2 加上手，當右腳往後跨的時候，右手一起往後畫圈，眼睛看向右手，轉回中間右手叉腰，重複六次，再換邊。

3 兩邊交替做，左右邊各做一次算一回，請重複動作六回。

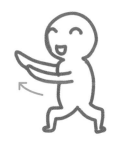 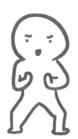 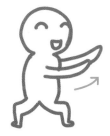

以症為師──感到低落沮喪時

這是提升自律神經作用與整體活力的運動，因此可以在熟悉動作之後，加快速度，甚至讓自己有微喘的感覺。要是覺得沒有動力、提不起勁，不妨跟朋友或家人一起，選擇你在行的運動，一起遊戲互動，或選擇在水中的活動，藉由水給予本體感覺刺激跟包覆感，例如水中有氧、游泳、潛水、泡溫泉。

如果害怕水，也可以從事比較有本體感覺刺激的活動，例如彈跳床、跳繩、球池、盪鞦韆、有氧運動、舞蹈等活動，都可以讓自律神經提升活性。

自我按摩：誘發活力

針對要提升活力，按摩的目標就跟其他情況不相同。按摩大部分是要放鬆，這裡的目標則是誘發活力。執行完之後，你應該會感覺比較清醒、有精神，因此建議不要在睡前操作。

腳底筋膜

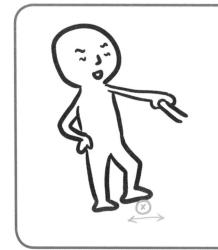

站姿、保持平衡，將球放在右腳的腳底，踩著球、把身體重量放上去，右腳前後移動，也可以畫圈圈。

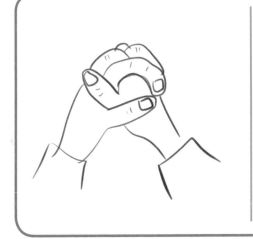

用左手大拇指與食指，將右手的虎口抓住，將肌肉提捏起來，重複幾次。利用左手大拇指，按摩手掌的大小魚際肌。

以症為師—感到低落沮喪時

顳肌

顳肌

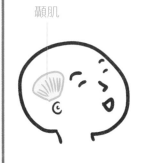

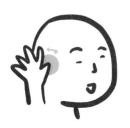

把球放在耳朵的上緣顳肌，用手掌按壓著球並做轉圈的動作。

動作結束的電量戰力圖 （再評估一次，再打分數！）

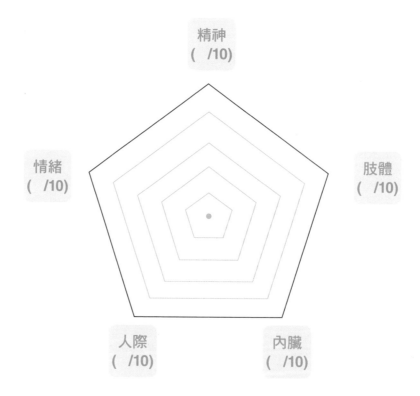

精神
(/10)

情緒
(/10)

肢體
(/10)

人際
(/10)

內臟
(/10)

人生無法規劃，但可以努力去接近自己想要的樣子。從小，我們都會有遠大的夢想，然後在長大的過程中，夢想愈來愈消滅，不停的挫敗。

在醫院工作的時期，我曾經十分怨懟環境的不合理，每天上班都覺得痛苦，甚至曾經有過下午上班到一半，必須衝到醫院停車場晒太陽、深呼吸，才能穩定自己，之後再回到現場面對個案。

藉由書寫「宇宙共同體金字塔」，我了解了自己對於職業的期待與價值觀究竟是什麼。當時的處境因為跟我的價值觀衝突，因此才會覺得痛苦。但是，我試著進一步想想，在那之中，有沒有我能利用的好處？

時時看著自己的北極星，那是個達不到的遠大夢想，但是卻可以吸引著我持續往那個方向走著。每當遇到困境挫敗時，停下來好好觀察，重新思考後再繼續前行。

　　高中的時候，我總感覺耳鳴而睡不著，媽媽帶我到大醫院的耳鼻喉科就醫，我已不太記得當初耳鳴的苦惱，但印象深刻的是醫師跟我說：「耳鳴沒藥醫啊，等你考完聯考就會好了啦！」然後，醫師就放我回家了。當時我覺得很錯愕，直到後來才明白，醫師說的也沒有不對。

　　大學的時候，媽媽說每次她叫我，我總沒有反應；但事實是——我真的沒聽到！於是，滿懷疑問的我又再到大醫院做了聽力檢測，結果聽力正常得不得了。這次醫師跟我說：「你不是聽不到，你是不想聽。」難道，聽不見媽媽叫我，是淺意識要逃避幫忙做家事嗎？！

　　一直到幾年前，我開始學習顱薦椎治療跟顱神經鬆動，在對自己的身體更了解後，我才發現，當我狀態不好的時候，對比較高頻的說話聲音會特別敏感。所以，有時候老師叫我、媽媽叫我、病人叫我、老闆叫我，我就會感覺煩躁而選擇直接忽略，真的是「左耳進、右耳出」。

　　之後，我做了顱神經的筋膜張力檢查，發現我的左側三叉神經張力異常高。三叉、迷走神經在外耳道都有分布，因此聽覺的敏感，與我的自律神經及情緒互相關聯，推測可能跟我的高度近視及小時候眼眶撞擊受的傷有關，使得左側耳道附近神經通過的關節空間較小。因此，當周邊肌肉筋膜張力增加時，左耳周邊的神經過度反應，就會讓我耳鳴及情緒不佳。

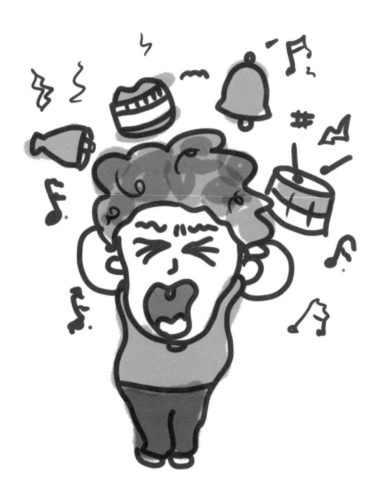

　　那麼，為什麼某些音頻會讓我特別不舒服呢？我推測那大概是被催促跟要挨罵的警告聲，所以只要聽到聲音，壓力就飆升，是心理生理兩者交互影響的結果。

耳鳴的可能性很多，在排除因結構上的損傷或疾患造成的耳鳴之後，大多數都跟壓力、情緒、自律神經相關。也可能像我一樣，曾受過顏面部的外傷，或有中耳炎、顳顎關節失序等，造成相關的組織張力不均而誘發耳鳴。如果真的嚴重影響你的生活品質或聽力突然減退，建議到耳鼻喉科由醫師診察，確認是否為相關的疾患，例如發炎、耳中風等所造成。

我們來思考一下耳鳴的有趣現象。耳鳴是我們聽到唧唧高頻聲或像蟬叫，甚至蜂鳴聲一般令人崩潰的巨大聲響，但別人聽不見、只有你能聽到。而且，外在環境愈安靜，你的耳鳴愈大聲，因此影響入睡也不奇怪。

明明沒有聲音，為什麼我卻聽到這麼大聲呢？

因為你的大腦騙了你！神經受到刺激後回傳給大腦，大腦就覺得聽到聲音了。你愈專心聽，它自然愈大聲。

根本沒有聲音，為什麼神經還會受到刺激呢？

神經就像電線，除了正常的刺激路徑，周邊的肌肉張力、關節活動度，跟整體自律神經狀態都息息相關，因此減輕耳道周邊

的肌肉張力、增加關節活動度及空間，是減輕耳鳴的好方法。當然，也不能忽略覺察自己的壓力狀態，與改善自律神經失衡的重要性。

書寫練習

耳鳴與顳顎關節失序的原因也有相關。在顳顎關節與蝶骨的韌帶，有中耳相關的神經血管經過，如果周邊肌肉張力太高或關節活動度不足，就容易造成穿插在其中的神經受到刺激，進而導致一連串生理或心理的症狀。

自我介紹

請你寫出「**想讓別人看見的我**」。我們總為自己的形象在努力著，其實就是希望別人怎麼看我，例如：我希望老闆認為我是個好員工，所以我一定要比老闆晚下班；我希望太太認為我是有肩膀的一家之主，所以要拼命加班賺錢，有壓力也不能說；我希望先生覺得我是好太太、好媽媽，所以就算工作家務兩頭燒，我也要撐下來掌控全局。但這些都是我們自己「想像」的形象。事實上，老闆可能想要的是完成工作，而不是加班時數；太太要的是有溫度的先生陪伴身邊，老公要的是可以跟老婆一起共同分擔。

我們想像的完美角色，常常是建構在社會、原生家庭和自己腦補的刻板印象。相對的，也可能是對方強加給你的壓力，這些都需要透過與對方溝通來修正。沒有溝通，就不會知道彼此可能都在錯誤的想像，反而造成痛苦跟遺憾。

當我們擔任一個角色時，表示有相對應的人。如果對那個角色感到辛苦，就請重新檢視：「**我對這個角色的想像**」、「**對方對我這個角色的期待**」，然後找出天秤兩端的平衡點。

- ## 我的角色

  - 範例　我是準備聯考的高三學生。

  （試著寫看看。）

  _____

  _____

  _____

  _____

- ## 我的想像

  - 範例　我希望能考上自己喜歡的化學系。

  （想一想，就動筆寫。）

  _____

  _____

  _____

  _____

筋膜疼痛對症自療

對方的期待

● 範例　　家人期待我能考上醫學類科系。

（寫看看，你感受到什麼？）

_____

_____

_____

_____

如何取得平衡

● 範例　　跟家人討論我想念化學系的原因，並找尋未來發展的資料，也去了解醫學類科系中，有沒有類似的科系。讓家人了解自己喜歡的科系，也試著了解家人推薦的科系，從中去找尋平衡。

（請試著寫下來。）

_____

_____

_____

_____

人體地圖

　　針對耳鳴請記錄下發生的位置、時間、頻率高低、音量，有沒有加重因子，例如特定的食物、運動、睡眠等。

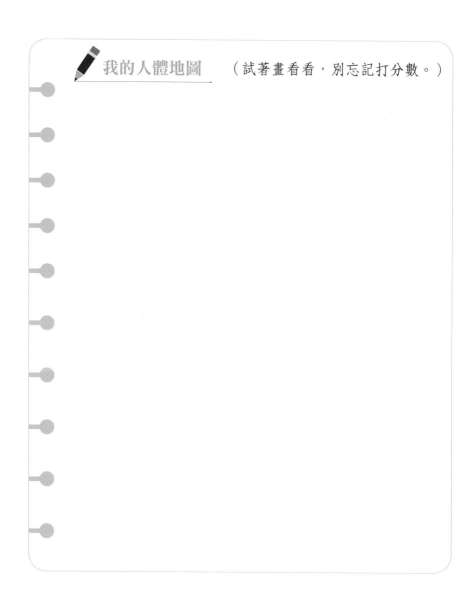

我的人體地圖　　（試著畫看看，別忘記打分數。）

電量戰力圖

可針對耳鳴發作的時間，試著畫個電量戰力圖，去觀測聲音的大小、發出的位置。在耳鳴出現的當下，有什麼情緒感受、身體是什麼姿勢？把它標明出來。在精神的部分，感受一下自己整體的精神狀態是否良好。在睡眠充足、沒有壓力、精神良好、做運動的時候，耳鳴的狀況如何呢？與耳鳴明顯的時候相比，有沒有差異？藉此理出可能誘發耳鳴的情境，就可以學習如何避免。

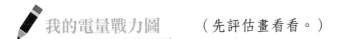 我的電量戰力圖　　　（先評估畫看看。）

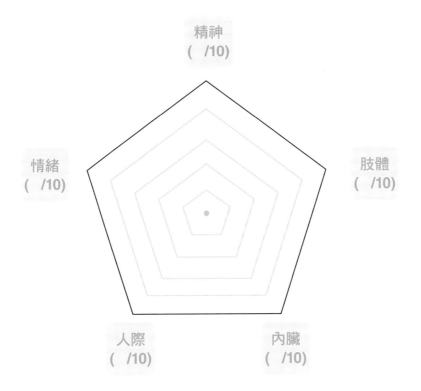

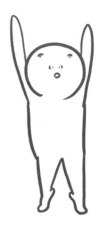

💡 動作檢視

這裡要做**頸部**跟**耳道**相關筋膜的放鬆，及「樹上小貓也一塊」這個動作的延伸。

西瓜分享操：樹上小貓也一塊

我們先將雙手往天花板延伸，延伸舉高時，將雙腳也踮起，深吸氣。吐氣把雙手放下，腳也放鬆。

自我按摩：頸部與耳道筋膜放鬆

耳道相關筋膜

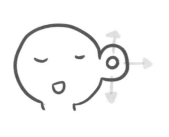

抓著耳朵的外廓，放射狀的往外輕拉按摩，直到耳朵熱熱的。接著找到耳道前側有個凹窩的位置，在這裡按壓畫圈，同時將下巴輕微開合。重複動作六次。

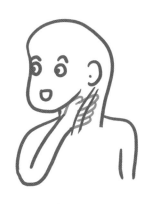

將頭往右側轉，用右手的食指、中指、無名指、小指這四指指腹，摸到從鎖骨頭往耳後延伸的胸鎖乳突肌，摸著肌肉的外側邊緣，四隻指腹輕柔的往下滑二到三公分，頭順勢往兩點鐘方向抬，感受頸部的緊繃感。一段一段做到耳後骨頭突出的部位（乳突[註]）。

[註] 圓點是耳後可摸到的骨頭，為乳突。
三角形的位置為耳道可摸到的凹窩。

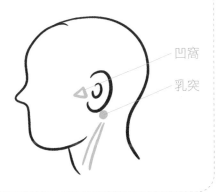

凹窩

乳突

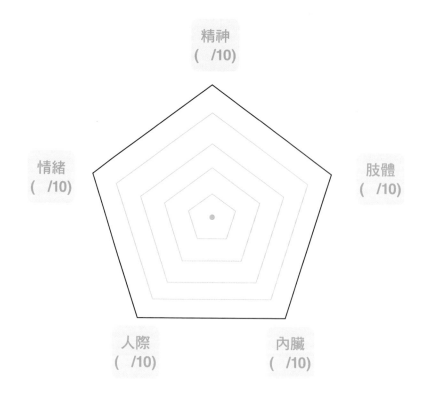

動作結束的電量戰力圖 （再評估一次現在的感受。）

精神
（　/10）

肢體
（　/10）

情緒
（　/10）

內臟
（　/10）

人際
（　/10）

視、聽、觸、味、嗅這些身體感覺,都是我們沒有辦法自主掌握的,我們唯一有主控權的,是怎麼解讀這些感覺帶給我們的意義。

比方說,一開始在我的經驗中提到的,媽媽或老師的高頻聲音,並不是她們要教訓我的前奏,他們只是要呼喚我過去。因此,之後在我聽到呼喚我的聲音時,會先深呼吸一下,讓情緒神經的反射停下來。

只要多練習一陣子,就比較不會被反射性的情緒綁架了。

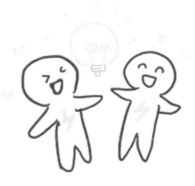

一位個案經過同業的介紹，來我的治療室處理胃食道逆流的問題。除此之外，個案也有筋膜疼痛、顳顎關節的狀況。個案大約二十五歲，從小跟著家裡到不同的國家就學跟居住，精通多國語言。大學畢業後回到臺灣，沒想到她念的專業在臺灣找不到相對應的工作。沒有熟識的朋友，再加上社會氛圍和國外的差異，讓她難以適應。

她好不容易找到了一個英文補習班的工作，但總是要在晚餐過後一路忙到半夜。更糟糕的是，她發現雖然她的英文很好、但中文不夠好，要用中文教課跟解釋英文課題，讓她壓力很大。補習班的老闆連一兩分鐘的課程時間都錙銖必較，不停的用各種方法藉口苛扣薪水，一些學生的漠然或不友善態度，也讓她很錯愕受傷。

種種的不習慣，讓她每天回到家早已筋疲力竭，唯有在睡前狂吃甜點，能帶給她安慰。但幾個月後，她開始胃食道逆流。她看了許多醫師，想吃藥調整不適的情況，可惜效果都無法持續。直到她到治療室做了一段時間的治療，加上做我教她做的居家運動，轉移她在睡前想吃甜食的衝動，確實比較好入睡，但是胃食道逆流仍間歇性的發作。

有一天我發現，她總是會說：「週四週五我的課很滿，上完課一定爆掉，我一定要跟你約週六。」我問她：「你要不要嘗試換個工作？」她說正在找，可是又要備課、上課，根本沒時間好好處理找新工作的事情。我提起勇氣問她說：「你缺錢嗎？要不

要趁快過年了，先辭掉工作，好好的找下一份工作。說不定，你也可以回加拿大工作啊。」她開始反駁我，說老闆如何如何不講理，一定會刁難她不讓她離開……。我微笑著說：「沒關係啦，你也可以再跟家人討論一下，總有辦法的。」

下一週她來治療的時候跟我說，她辭職了。她的爸媽認為這份工作沒辦法發揮她的專業，既然不適應這樣的工作環境，賺的錢都拿去看醫師了，家裡支持她好好的找一個適合自己的工作，照顧好自己的健康比較重要。

辭職後，她說心情真是無比的輕鬆，而且她找到翻譯醫學專業文章的兼職工作，除了是她的專業領域，又正好能發揮她的英文能力。因此她想先嘗試翻譯的工作，再試著找找國外的就業機會，兩邊一起進行，看最後想要選擇哪一個。

「突然覺得輕鬆好多，早知道就早點 Fire 掉那個慣老闆。」她偷偷跟我說，前一天還偷吃了一個布朗尼，沒有胃食道逆流的狀況，超開心的。

腸胃不順時，你可以這樣做

「腸道是人的第二個大腦。」人體腸胃道系統的神經元僅次於大腦，是獨立的神經系統；實驗也證實，腸胃道內的激素分泌與神經反應和情緒息息相關，例如讓人感到快樂的多巴胺與血清素，大腦會分泌，腸胃道也會分泌，而且與憂鬱症相關的血清素，大腦分泌只占了百分之五，腸胃道占了百分之九十五。

近年來也發現，腸胃道中的菌叢及健康狀態對於人體大腦的影響十分巨大，若腸胃道經常處於發炎狀態，對阿茲海默症或孩童腦部發育都有負面的影響，難怪英語的俗諺說：「人如其食。」（You are what you eat.）

中醫師父親跟我分享過他的識人哲學，他提到：「看一個人容不容易快樂滿足，看他吃東西就知道了。」他說吃東西是最基本的生理需求，從小我們就會期待媽媽準備什麼給我們吃，吃得開心就是一種安全滿足的象徵，是馬斯洛需求層次論〔註〕中最底層的生理需求。顧好底層的生理需求，才有力量追求高階的心理目標；臺語俗諺說：「先顧腹肚，再顧佛祖」，一點也沒錯。

〔註〕馬斯洛需求層次論（Maslow's Hierarchy of Needs Theory）依金字塔的由較低層次到較高層次，需求層次如下：（一）生理需求（二）安全需求（三）社交需求（愛與隸屬）（四）尊嚴需求（尊重需求、自尊需求）（五）自我實現需求（六）超自我實現需求。

💡 書寫練習

　　腸道跟胃在情緒上扮演重要的角色，腸道與長期身心症、沮喪壓力，以及對於家庭過度保護有關。胃則是社交面具，與外在形象、野心有關。因此，有腸道疾病的，以女性居多；胃的問題，則以男性較多。

　　傳統上，男性比較會被要求工作地位。當工作與家庭照顧產生矛盾，或無法面對真實自我的時候，就會反映在腸胃道。因此，胃食道逆流的廣告，常以男性做主要目標群；便祕的廣告，則以女性為主。

　　現代社會的性別角色界線較以往模糊，人們可以追求自己想要的角色，相對的也比以往的人們，負擔更多元又複雜的期待。比方說，職業婦女比比皆是，新好男人其實也不新了，現代男性分擔家務也是常態。如果只是單純的家管，也會被冠上：不事生產、不追求自我、貴婦、好命、吃軟飯等；如果拼命工作，回家不分擔家務，就可能被貼上：沙豬、大男人主義、不顧家、不盡責的媽媽等標籤。不管怎麼做都有話說，酸民都可以留言。

　　不過，每個人的家庭背景、社會環境、價值觀、自我追求都不一樣，因此沒有對錯，只要跟自己的另一半、家人充分溝通，彼此理解跟支持，也理解別人跟我們不一樣，健康平安快樂就好了。

　　除了自己的分享，也可以讓另一半書寫，重新彼此了解，是否與自己幻想的對方相符。如果你還沒有另一半，也可以先檢視自己的理想狀態，在遇到對象的時候，能儘速確認雙方是否合拍。同樣的，也能檢視家人或職場跟我們之間的關係與期待，是否我們都活在自己幻想的粉紅泡泡中。

● **我理想的對方（另一半、家人或上司等等）應該是……**

　● **範例**　我理想的上司是尊重我的治療師專業，不會只看業績。

（試著寫下來。）

- **對方令我感覺困擾的地方⋯⋯**

  - **範例**　上司只在乎業績、個案數量，不了解物理治療的實際執行內容。

  （不要擔心，寫看看。）

  _____

  _____

  _____

  _____

- **我對這個關係的期待是⋯⋯**

  - **範例**　上司能了解臨床環境的困境與執行專業的需求。

  （想一想，再寫下來。）

  _____

  _____

  _____

  _____

- **對方對我的期待是……**

  - 範例　每天治療個案數量能多一點，業績才能好。

  （寫下你的感受。）

  _____

  _____

  _____

  _____

- **〈當我們彼此聊過之後〉雙方的期待有矛盾之處
  是……**

  - 範例　上司想要治療的量，我想要治療的質。

  （試著寫看看。）

  _____

  _____

  _____

  _____

筋膜疼痛對症自療

● 〈當我們彼此聊過之後〉雙方找出有彈性的平衡
   方式是⋯⋯

● **範例**　改善硬體環境跟流程，讓我能有效率的執行治
療，讓治療的量能提升，也把業績的目標調整到兩人的共
識。

（寫一寫吧！）

_____

_____

_____

_____

　　人是群體的動物，我們都希望在關係中有價值，然後不管是
對伴侶或家人，都有許多對關係的幻想。在缺乏溝通的狀態下，
許多誤會的累積最終導致關係的破裂與遺憾。

　　我們經常會以強烈的憤怒來掩飾自己的脆弱，以指責作為自
我辯解的反射動作，但這都是拿著碎玻璃捅別人，互相傷害而
已。真正的溝通是能理解雙方的脆弱，進而產生有彈性的平衡，
讓你我在關係中都是舒服的，都能回應彼此真正的需求。

人體地圖

在人體地圖中，畫出你在什麼時候會感覺腸胃不適？吃什麼東西會讓你感覺不舒服？又有什麼東西是你一想到就很開心的？這些食物分別帶給你什麼回憶、對象是誰？

● **範例**　吃到糯米飯糰就會脹氣胃痛，延伸到吃糯米製品如麻糬時，都會不舒服。會出現這樣的情況，可能可回溯到我在國中時，因為趕著上學，沒有時間充分咀嚼飯糰，糯米又不好消化，所以印象就是吃飯糰會脹氣胃痛，吃飯糰時也讓我感覺很緊張。

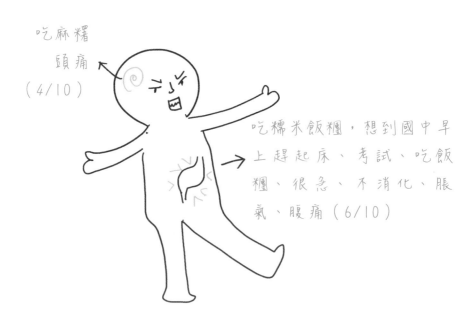

吃麻糬
　頭痛
（4/10）

吃糯米飯糰，想到國中早上趕起床、考試、吃飯糰、很急、不消化、脹氣、腹痛（6/10）

我的人體地圖　　（試著畫看看吧！）

首先，要找出會誘發腸胃不適的特定時段、特殊人事物或情境。如果找不到，就在每次腸胃不適的時候，趕緊隨手畫一下電量戰力圖，分析當下身體跟心理狀態，記錄一下特定的人事物跟食物，循線找出讓你腸胃不適的真正原因。

要是避免不了相同的情境，可以提前先做好心理準備，告訴自己，與相關的人事物稍微抽離一些、保持距離，為自己設定好結界。好比說，若有同樣吃東西會感覺不舒服的情況，你可以跟食物說謝謝，品嘗一點點就好。如果沒誘發不舒服，也記得畫下戰力圖，跟自己說很棒！

每次嘗試一點點，慢慢的把腸胃的適應力練回來。如果仍會引發嚴重的腸胃症狀，一定要先就醫請腸胃科醫師診斷，配合用藥與治療才能確實改善喔！

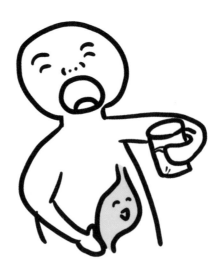

🩶 跟食物說「謝謝！」適可而止的飲食方式，找回腸胃的適應力。

我的電量戰力圖　　（先評估畫看看！）

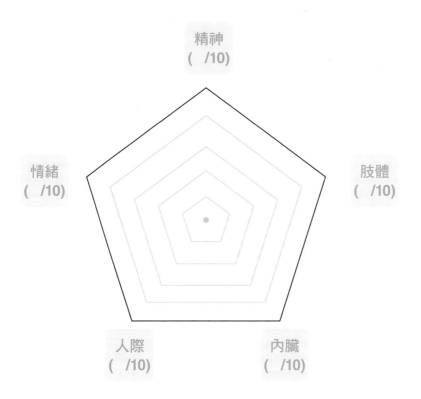

精神
(　/10)

情緒
(　/10)

肢體
(　/10)

人際
(　/10)

內臟
(　/10)

動作檢視

　　從「你一塊、我一塊」的動作來做延伸，針對腸胃道，我們要加強軀幹的活動，尤其現代人久坐，也是讓腸胃道蠕動變差的要素，因此我將這個動作轉化為坐姿，讓大家在上班上課的時候，也能輕鬆操作。另外也有針對腸胃道的自我按摩，協助改善我們消化系統的蠕動。

西瓜分享操：「你一塊、我一塊」坐姿版

1 坐姿時，雙腳踩穩地板，左手摸右大腿外側、右手順勢往外往後，將身體往右旋轉到最多，好像要把手上的西瓜傳給後面兩個座位的同學。

2 深吸一口氣，吐氣將右手往前畫個大圈，摸到左邊大腿外側。接著吸氣，換左手往左後方旋轉。

3 一邊各做六下後，雙手回到中間，深吸氣，畫一個大圈，雙手自然放兩旁。動作結束。

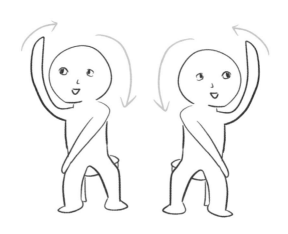

此動作若坐在可旋轉的電腦椅上，那就更好做了。注意：過程中，雙腳永遠擺向前方、踩穩地板。身體旋轉時，雙腳千萬不要跟著扭動。若不方便把手舉太高，就把雙手擺在腹部的高度來操作。

自我按摩：腸胃道筋膜放鬆

劍突部位的伸展

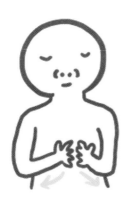

　　劍突位在胃部、橫膈、十二指腸等器官的交界處，當我們坐姿不良、往前駝背變成蝦米狀態時，這個部位會容易被擠壓，對於消化系統就會產生壓力，導致蠕動不佳。

　　胃蠕動下降、磨碎食物的能力變差，食物待在胃裡的時間太久，就會產生脹氣不適，往橫膈的壓力也會影響到呼吸，接著到十二指腸時，食物不夠細碎也會十二指腸中的消化酵素無法良好分解食物，導致後續一連串消化吸收的問題。

　　先將雙手指腹放在劍突下方。深吸氣時，將雙手沿著肋骨下緣往外滑，拉至軀幹外側肋骨。吐氣時，用掌根推壓兩側肋骨，吸氣再回中間劍突，重複動作六回。

劍突在胸骨的最尾端，我們可以從肋骨的最下緣，往中間摸到有骨頭的位置，大約就是劍突的位置。我們要操作的不是骨頭，而是劍突到肚臍中間畫圈的這個區域。

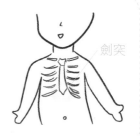

劍突

腸胃道的自我按摩 1

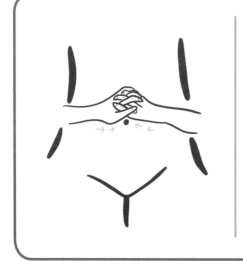

　　兩手十指交扣，蓋在肚臍為中心，用兩手掌根往中心推提，重複動作六次。

腸胃道的自我按摩 2

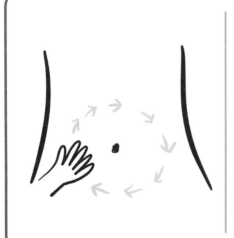

　　以五指指腹，由恥骨往順時針方向在腹部繞個大圈，共繞六圈。這個動作可以在平常或是用餐之後二十分鐘再操作。

　　有便祕困擾的朋友，可以在上廁所之前，針對左下腹部以指腹做順時針的按摩繞圈。洗澡的時候也可以用適當溫度的洗澡水，輕輕沖腹部的位置一到兩分鐘，尤其是左下腹部，之後再去蹲馬桶，幫助排便的效果會更好。

動作結束的電量戰力圖　（再畫看看吧！記得打分數。）

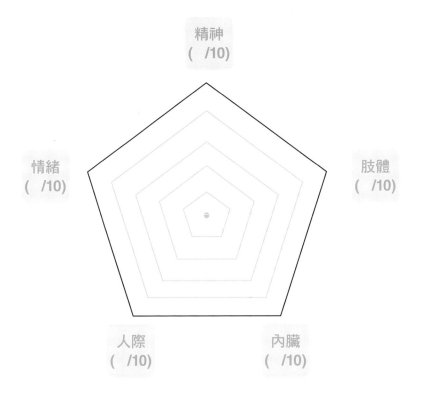

精神
(　/10)

肢體
(　/10)

情緒
(　/10)

人際
(　/10)

內臟
(　/10)

　　曾在網路上看過有人說：所有的情緒問題都是人際關係的問題。理性的執行事務是容易的，但加上人際關係就複雜了，看看宮鬥劇如此流行就知道。如果人際帶來壓力，壓力影響自律神經、自律神經影響腸胃功能，因此食慾異常、胃痛、胃潰瘍、胃食道逆流等相關問題都會跑出來。如果能分辨當腸胃道症狀出現時，跟何種壓力源有關、和什麼人有關，這樣就能趨吉避凶，改善腸胃道症狀，人也能更輕鬆。請注意，如果已有構造上的疾患，請配合腸胃科醫師的療程！

　　一位女性個案因為纖維肌痛症前來治療，主要的症狀是腰部、肩頸全身緊痛，生活功能大大受影響，從她開始疼痛到前來治療為止，已經痛了兩年多，身體每況愈下。

　　最初，她常因加班感到肩頸不適，到後來則無法坐超過二十分鐘，無法直視電腦或低頭看文件。更糟糕的是，連走路時，她都會感覺下腹部與尾椎疼痛難耐，好像每走一步就拉扯到會陰的深部。每次經前與經期間，下腹部會緊痛到無法下床，一個月當中有半個月都非常不舒服，整個人虛弱不已，根本無法正常活動。因此，在她發病後一年，不得已留職停薪，好好復健。但是，只要一做核心肌群或收會陰的運動，反而引發更大的疼痛。

　　一次在醫院復健時，治療師鼓勵她騎復健腳踏車增加肌力，因為當天狀況不錯，就比平常多踩了五分鐘，本來她還很開心有進步，但沒想到回家後，隔天就痛到下不了床。經治療師轉介到我的治療所，希望由我幫她進行徒手的筋膜調整，再配合復健。

　　我第一次見到她的時候，感覺她整個人好像被按下了慢速鍵，動作十分緩慢，講話反應都很慢，總是擠出禮貌的微笑給我。我的療程逐步從骨盆脊椎、顱薦椎等輕柔的徒手手法互相搭配，運動改為從眼球運動、手指腳趾的運動等很輕微的末梢協調運動開始練習。

　　幾個月後，一次徒手治療時，我處理到子宮的部分，原本很溫柔的她突然哭喊說：「好緊好緊，為什麼子宮總是這麼緊，緊到我都沒辦法跨步？」我問她：「是怎樣的緊呢？」她描述說，

就像是樹根抓著她，讓她的骨盆腔整個緊到不行。我請她仔細感覺，「那是什麼樹？」她氣著說不知道，我請她再感覺一下，問她：「那這棵樹在你身體裡的目的是什麼呢？」聽完之後，她突然靜下來了。

　　我告訴她：「不用急著回答，這棵樹之所以長在你身體裡，一定有目的吧？感覺看看，它想告訴你什麼？感覺看看，它從什麼時候開始出現的呢？」過了一會，她哽咽著說：「它是為了幫助我站得更穩，所以它才愈抓愈緊的。從我被長官同事排擠，發現男友劈腿同事之後，它才長出來的。它是為了支撐我，讓我還能站起來。」

　　接著，她默默哭了一會。我的手依舊沒有離開，靜靜的等著，等到我感覺她停下哭泣，身體開始變柔軟。我問她：「現在，你知道樹是為了幫助你站得更穩而存在的，但是它也讓你不舒服，感覺很緊痛。你有什麼想法讓它可以跟你共存得更好？或是，你想讓它消失嗎？」她搖搖頭說：「我不想讓它消失，但我想讓它是一棵水蜜桃樹。」

　　於是，我請她慢慢想像這棵水蜜桃樹，直到她覺得比較舒服了再跟我說。我手依舊停在她的子宮處沒有離開，等到她微笑著張開眼睛說：「水蜜桃樹開花了，好美，而且我剛剛還吃了一口水蜜桃，很多汁。我覺得，有它在我很安心，覺得很棒。我現在知道，當它緊的時候，是為了讓我更穩。」

　　後來的幾次療程，她慢慢的跟我說起發病前一連串的身心壓

力，包括被劈腿、被男友跟其家人言語霸凌、暴力相向等。再加上男友是在相同的職場圈，因此在工作場合也深受影響。她不懂，為什麼從小升學一路順利，優秀善良的自己會被這樣對待？但她也不知道怎麼捍衛自己。她原本以為，男生願意蹲下來幫她綁鞋帶就是愛她，但背後卻是想藉著她認識長官，騙她的薪水替自己家裡還債，利用她的善良跟心軟，逼她就範。

治療經過一年，有一天她說：「我敢過馬路了，而且今天我自己坐捷運過來治療。我覺得，我可以試著重新開始生活了。但是我不知道，身體可以嗎？」我鼓勵她，開始規劃一下新的工作跟生活，動作會慢慢恢復，要她有信心。

再過了幾個星期，她決定調派到南部，找輕鬆一點的單位開始新生活，並且寄出存證信函給前男友，要他把錢還清，並保證不再騷擾及毀謗她。

「我可是財務法學資優生，想打垮我還早的呢！」

這次，從她臉上，我看到的不是當初因為禮貌而擠出的無力微笑，而是充滿光芒的閃耀笑容。

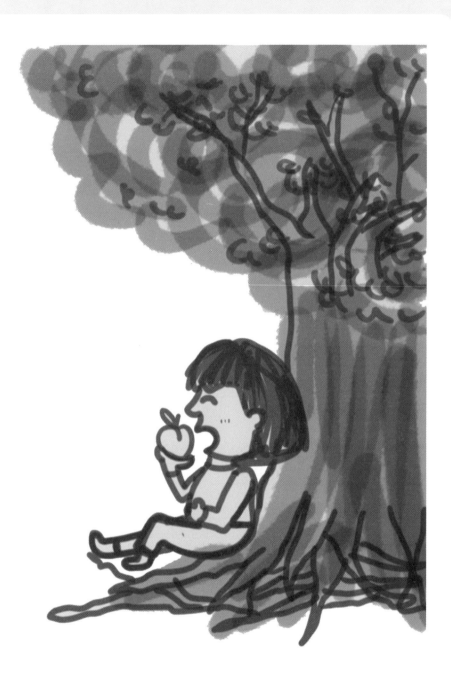

　　生理期的問題，經常是許多女性朋友的煩惱，可能來經疼痛，腹部緊痠，來經量太多、太少等，都是困擾。首先，如果有症狀困擾著你，建議先看婦科或中醫，再輔以「動作檢視」提到的運動，就能讓自己的生理週期更輕鬆。

　　子宮的內膜增厚造就了月經，也像是一片沃土，所以女性才能孕育新生命。如果土壤富含養分、水分，外圍的組織就像盆子，可以給予足夠的空間跟彈性，讓子宮收縮與循環的環境良好時，自然就能有個舒服的生理期。

　　我的父親陳鐵誠醫師有四十年的中醫婦科臨床經驗，在他的著作《婦科一把抓》中，就有指導中醫師與個案，如何選擇適合自己體質，並在週期正確的時機點，補充適合的食療與藥補。坊間有許多中藥的補方，例如大家耳熟能詳四物飲、中將湯等，但並非每個人的體質都適合飲用。這些補方，有的人應該在經前喝，有的人則是經後才適合。如果來經有症狀的朋友，使用方式更不一樣。因此，可由婦科中醫師診斷並調整體質，找出適合自己的食療與補方。

　　我有個個案，從事設計工作經常熬夜趕件，因為來經總會疼痛、量大，看到玫瑰四物飲的電視廣告裡，男主角很浪漫，一天寄一罐給女主角，想著自己也可以喝四物飲補身體，於是每天至少喝一瓶，覺得應該比喝提神飲料有益。結果，她在喝了七八個

月的四物飲後，某天來經卻大量出血，昏倒在公司，送到醫院檢查才發現，她的巧克力囊腫居然比一年前長大了一倍，後來只好開刀處理。我請教了父親，才知道原來四物湯是補血的，並不適合像喝雞精一樣每天進補（就算雞精也不適合），補太多反而可能導致問題。

這一章節要做的婦科方面的保健運動與筋膜放鬆，比較沒有症狀類型的限制。不過，仍有幾件事情要特別提醒：

❶ 如果某些動作會讓下腹部疼痛，就先暫停。

❷ 剛動完婦科手術的前三個月先不要操作，可以先做之後所提到、針對術後設計的運動。

❸ 來經量較大的第一二天，以休息為主，不要勉強運動。

書寫練習

建議可以使用手機 APP 記錄生理週期，除了提醒來經的日期，也可以用來記錄經期的症狀、情緒等。身為女性，月經讓人又愛又恨，我們大半人生都要與其共處，多多了解自己的月經習性，慢慢的也能跟它友好共存。

自我介紹

回想一下，不舒服的症狀是從初經便開始，還是在哪個時間點之後，才開始出現的呢？檢視一下，你是否因為生活習慣或居住的環境、壓力等改變，造成的自律神經失衡，因而使得生理週期出現問題？

例如，我有個個案是從大學畢業開始工作後，因為久坐加上工作壓力，才開始經痛。有的是因為曾跌坐到地上受傷，之後才慢慢開始不舒服。有個個案更可愛，換了男朋友之後，現任男朋友對她很好，解除了前任男友會暴力相對的壓力之後，她的經痛症狀就不藥而癒了。

- **在哪個時間點？因為哪種生活上的改變（壓力、環境、食物、人際關係、特殊事件），讓我的生理週期出問題？**

- **範例** 出社會工作半年之後，高壓的工作與三餐不定時，加上睡眠品質不佳，所以每次月經都會經痛，經期間隔愈來愈長，甚至一季一次，量也非常少。雖然自覺不對勁，但又懶得花時間去就診找原因，心想著，月經很少來也很方便，就置之不理，直到要結婚、準備懷孕，去看醫生才知道，這樣的不正常的生理週期也會影響受孕。

（請試著寫看看。）

_____

_____

_____

_____

人體地圖

將你不舒服的位置畫下來，並且標明症狀的型態，發生的時間是經前、經期間，還是來經之後呢？除了下腹部不適，有沒有腰痠、背痛、頭痛等，或其他部位的生理症狀呢？

● 範例

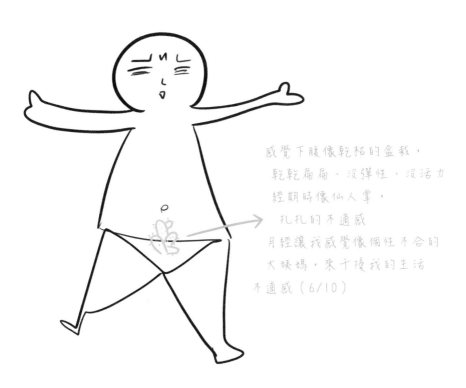

感覺下腹像乾枯的盆栽，
乾乾扁扁、沒彈性、沒活力
經期時像仙人掌，
扎扎的不適感
月經讓我感覺像個性不合的
大嬸媽，來干擾我的生活
不適感（6/10）

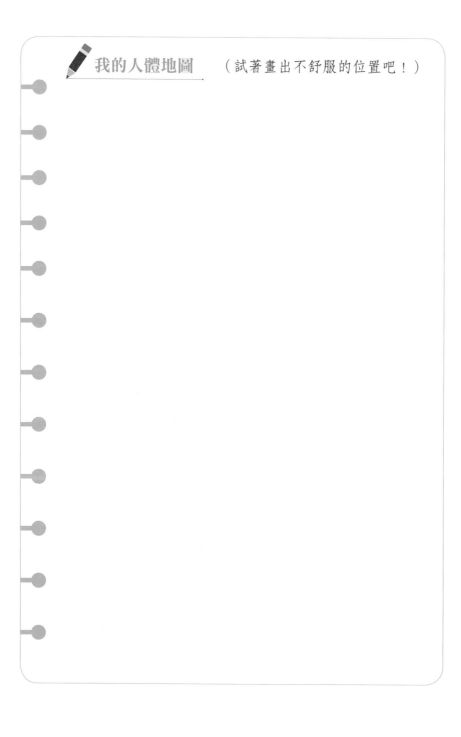

我的人體地圖 （試著畫出不舒服的位置吧！）

電量戰力圖

　　經前症候群常常會導致身心的不舒服，與自律神經的失衡息息相關，卻很容易被忽略。如果經常檢視一下自己的戰力圖，就可以及時覺察自己的經前症候群是從哪一天開始的，盡早舒緩自己的身心，避開壓力大的人事物，或先暫停激烈運動、以舒緩的動作取代，吃溫暖的食物，避開刺激辛辣冰冷的食物，保持充足的睡眠，來迎接經期的來臨。

　　更重要的是，**戰力圖也提醒你留意情緒**。當感覺負面情緒來襲，先在腦中喊「暫停！」等到調整情緒過後，再繼續工作或溝通，就不會常常被說「大姨媽來喔」，讓人愈聽愈生氣！

要怎麼暫停呢？

　　可以在情緒要起來的時候，在腦中喊一句覺得好笑的話，或是你覺得爆笑的畫面，例如「小雞逼逼逼」。慢慢練習之後，經前症候群就會舒緩很多。

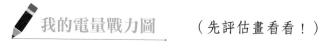 我的電量戰力圖 　　（先評估畫看看！）

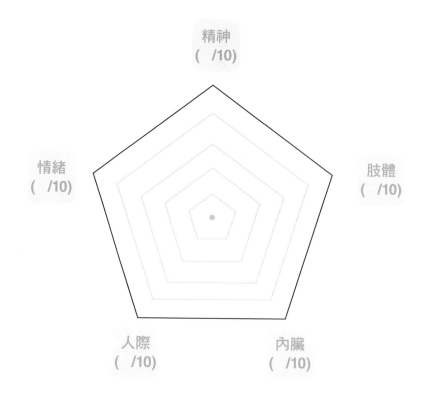

精神
(　/10)

肢體
(　/10)

情緒
(　/10)

人際
(　/10)

內臟
(　/10)

動作檢視

　　針對經期的不適，以下腹部骨盆的活動與伸展為主，這裡的動作儘量緩慢且溫柔。為了能夠更完整的伸展及舒緩下腹部及骨盆的筋膜，並且分為適合經前、來經時與經期尾聲等不同階段適合操作的舒緩操，並且加上相關的按摩方式。

西瓜分享操與自我按摩

（一）經前或來經時，可做做以下三個動作來舒緩不適。

動作
1
「阿公一塊、阿媽一塊」躺姿版

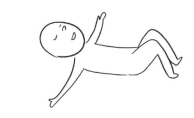

1 平躺在瑜伽墊上，雙手平舉，雙膝彎曲、把腳打開與肩同寬，踩在地板上。

2 右腳往右跨一個大步，右手掌往左延伸碰到左手掌。

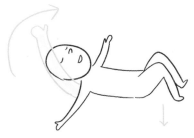

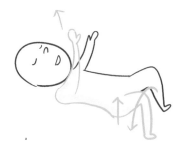

3 右腳往下踩，右手往左延伸更多。感覺右邊屁股微抬，身體延伸好像要翻身過去左側一樣。深吸氣時延伸更多，吐氣放鬆，重複六次。

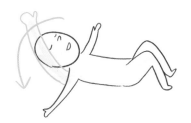

4 右手畫個大圈，回到平放地面，右腳放鬆放回起點。換邊操作，兩邊各做一回。

動作 **2** 「地上小狗來一塊」躺姿版

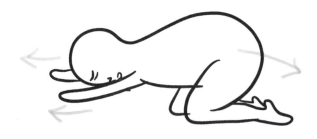

1 先以四足跪姿撐在瑜伽墊上，兩腳與肩同寬，將雙膝往外打開至比屁股再寬一點。

2 雙手推地板，將屁股往後坐到兩足跟之間，接著雙手在地板上盡力的往前延伸。

3 將下背部的痠脹感及兩胯內側拉開。吸氣，盡力延伸，停留六秒後，吐氣放鬆回到原點。

4 重複動作六次。

動作 3 「樹上小貓也一塊」躺姿版

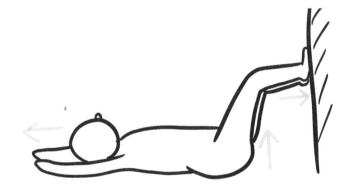

1 找一面牆或穩定的衣櫃，將屁股靠近牆壁，兩腳跟抬高放在牆壁上，讓身體跟牆面呈九十度。

2 雙手往頭側伸直放在地板上，腳板下壓，屁股夾緊、將屁股抬高，雙手盡量往頭側延伸。吸氣，盡力延伸，停留六秒後，吐氣放鬆回到原點。

3 重複動作六次。

（二）來經前脹腹部痠緊、來經量少的朋友，平時可以多做
　　　下面的按摩。

動作
1
骨盆後側筋膜放鬆

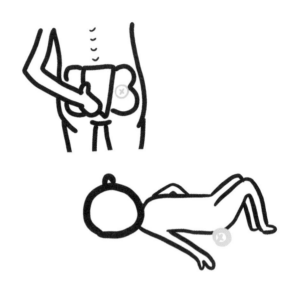

1 找一顆筋膜球或網球。

2 用左手找到尾椎，保護好尾椎，右手將球放在右側
　臀部中間位置，左右前後扭動臀部，往周邊延伸按
　摩整個臀肌群，大約一到兩分鐘。

3 將球用手換到左側臀部，一樣按摩一到兩分鐘。

　　可以坐在椅子上做，或是躺在瑜伽墊上操作。不要選用太硬
或是有尖刺的球，也不要在太軟的床上面操作，並且每一邊的臀
部操作不要連續超過兩分鐘。

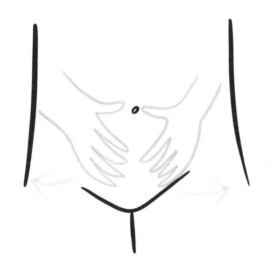

1 將雙手大拇指放在肚臍的位置,其餘四隻指頭輕鬆垂放在下腹部,兩食指會剛好指向恥骨聯合的位置。兩個虎口包圍的地方,就接近我們子宮的下腹部位置。

2 以大拇指為軸心,其餘四隻指頭順勢往兩側口袋的方向劃開,輕鬆做個六次。

　　如果是冬天,建議可以先將雙手搓熱再操作,或是將紅豆裝在束口袋裡,用微波爐加熱之後,隔著紅豆熱敷包操作。

（三）經期最後兩天

經期的最後兩天，要做些**骨盆的肌肉收縮運動**，協助排經乾淨，且恢復肌力與彈性，使得下一次經期更舒服，骨盆底肌的肌力也更提升。

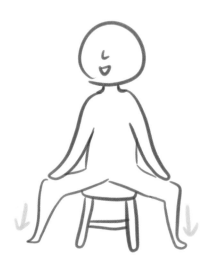

1 採坐姿，兩腳跟踏地，張開比髖關節略寬，身體略前傾，讓兩腿膝蓋在過程中都保持對齊腳尖。

2 腳跟用力往地板推，感覺腳跟往地板扎根的感覺。此時會有一個反作用力帶動我們收縮兩邊的屁股、臀肌夾緊，感覺恥骨上提、會陰縮緊。

3 雙手放在兩大腿上方，感受大腿前側的肌群（股四頭肌）是放鬆的，用心感覺力量來自於臀部及會陰部。吐氣時用力，心中默數到六，放鬆吸氣。

4 重複動作六次。

在做這個動作的時候，可以感受到下腹部用力、會陰及臀部夾緊肌肉收縮的感覺。在經期最後兩天，肌肉運動就像幫浦一樣，協助子宮順利將經血排除乾淨。

動作結束的電量戰力圖 （請再評估一次，再畫一次。）

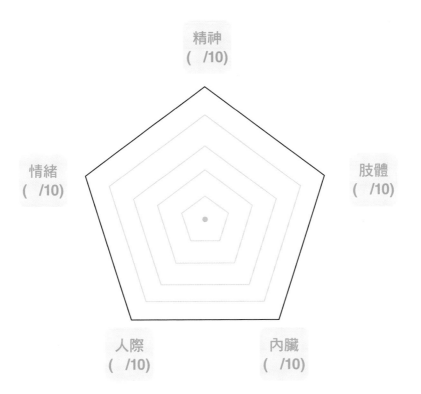

在父親的著作中指出，以中醫的觀點來看，子宮就像是肥沃的土壤，我們要它健康，就要有好的營養補充，經常翻土、保持良好的彈性空間。子宮、卵巢是女性重要的賀爾蒙器官，我們必須把它照顧好，女生的身心才會好。

現在的女性大部分晚婚，懷孕生育的次數也較以前的婦女時候少，來經的時間卻較為提早。假設我們在四十歲生完兩胎，跟我們生了七個子女的阿媽相較，我們的月經期會比阿媽多了大約二十到三十次。因此，女生要跟自己的子宮、卵巢打好關係，平常多多照顧自己，維護下腹部的溫暖，多做適當的核心肌群、骨盆底肌的訓練，補充營養，保持身心舒暢，就能輕鬆舒服，美美的生活。

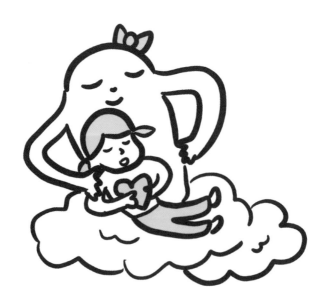

💜 跟身體打好關係，讓下腹部溫暖，也能讓自己的心溫暖。

以症為師──生理期很苦惱時

　　說到重大創傷，我最重要的經驗，大概就是二〇一五年的八仙塵燃事件了。我當時在三軍總醫院服務，三總收治了大量傷患，我自願負責轉到普通病房的傷者。在此之前，我處理燒燙傷的經驗不算豐富，但這一次則是全程參與了從急性期、復健、出院及多年後的重建，或其他症狀的復健需求。在過程中，我看到了病人受傷之後，從一開始的否定、忽略、痛苦，到接受最後重新建構新的自我，人性的脆弱與堅強、黑暗跟光輝，表露無遺。

　　身為治療師，我總告訴自己：「如果我都不正向，病人怎麼會有信心？」所以，即使我沒有把握，但我總是樂觀的跟病人說明他的情況。

　　「老師，我的疤痕會好嗎？我會回復跟以前一樣美對嗎？」一個十九歲的女大生這樣問我，我真的沒辦法告訴她說，一切會跟以前一樣。我回答她：「你一直都很美。」她大概看出了我在迴避答案，那天治療時就不如以往般有說有笑。結束充滿低氣壓的療程後，女大生的媽媽追出來，拿了一張衛教單張給我看，是護理站說明燒燙傷後續傷口及疤痕護理的衛教單張。媽媽告訴我，妹妹看到衛教單張上的照片，再看看自己的腿，大哭了一個晚上，一直哭著說她的腿毀了，問爸媽是不是再也回不去了？即使爸媽嘴上安慰著「不會不會」，但大家心裡都知道，一切真的回不去了……

　　我回家之後想了很久，醫療跟所謂的「復健」，目標是讓我們回到跟原本一模一樣嗎？我們有神力幫助病人，讓時光倒流到

她受傷前的樣子嗎？受傷前就一定是最完美的樣子嗎？

　　一個月之後，我們從臥床的運動，開始練走路、爬樓梯，過程也是一連串的尖叫、噴血、爆汗、哀號。那天，妹妹第一次成功自己上下樓梯了。回病房的途中，她跟我說：「我知道回不去了，但是沒關係，我只要慢慢適應就好了啊。疤痕就是我的新朋友了，不跟它好好相處，我只會被它整得更慘！哈哈哈！」我告訴她說：「疤痕是為了保護你的生命才長成的，它很努力。或許皮膚的外表無法像以前那樣光滑，但走過這段，我覺得你會比以前更耀眼。」妹妹聽了笑說：「老師，你好會撩！」說完，我們一起哈哈大笑。我更是打從心底佩服她。她才十九歲，大一暑假花著第一次打工賺的錢，買了新的比基尼跟門票和同學出去玩，心中充滿著歡欣跟希望。她原本打算要存下暑假賺到的薪水去日本自助旅遊。沒想到，拿到薪水的第一個休假，就遇上改變她一輩子的意外。

　　人生中一輩子都想不到會遭遇的挫折，在這場意外之後，這些個案都遇到了：塵燃意外、加護病房、無盡的開刀、感染、疼痛、每一次的希望與失望、輿論的批評、男友（女友）的離開、人生規劃的中斷等。

　　一直到現在，我跟當時協助的個案仍有聯繫，我看見他們在遭遇意外之後，重新找到自己的方向，而且更有勇氣去嘗試、爭取自己想要的夢。或許現實環境不一定友善，但是都從鬼門關撐下來了，還有什麼過不了的。大部分個案也接受，「現在的我就是這個樣子。」

他們跟我分享，曾遇到捷運上的熱心阿姨提醒說，可以穿長袖遮住疤痕時，他們也能很平靜的回答：「我不需要遮住，而且沒有汗腺，這樣會很熱。」誰說有疤痕就不能穿短褲？對我來說，他們比意外前的照片中青春燦爛的樣貌，更帥、更美、更閃亮了。

　　有個個案問我說：「老師，知道我為什麼喜歡給你治療嗎？」我聳聳肩，表示不知道。她繼續說：「因為你把我當人看。」我訝異了一下，問：「什麼意思？！」她告訴我：「因為我們在加護病房、手術房或病房手術跟換藥的時候，雖然醫師跟護理師都很友善叫我們的名字，但他們在討論或跟我講話的時候，都是以我的傷勢為主體。比方說，她是 42xxx 床，百分之七十五那個，今天是右手。我也知道，他們是真心替我治療，忙碌到不可能有餘力再多關懷我的感受。爸媽、家人跟朋友也很關心我，但他們都很保護我，對我的傷勢也是緊張兮兮。但被你治療的時候不一樣，我做動作時傷口會痛、會哀號，你會等我一下，然後繼續訓練。你會跟我聊天打屁，我可以回到原來那個喜歡追劇、喜歡網拍的那個我，讓我感覺跟一般人一樣，可以不被當成要被保護的人。」

　　我很高興的跟她說：「當然啊，你以為你可以一輩子好命被伺候啊，你只是受傷了，我就是幫你趕快恢復健康啊。本來就沒有什麼不一樣，每個人都會受傷，大大小小、身體的或心理的。希望你也能從自己受傷的經驗出發，更能理解其他人需要協助的地方。」

之後的某一天，她跟我分享，在捷運坐博愛座時，看見有個孕婦走進來，她立刻起身讓座。孕婦看見她滲血的壓力衣，連忙要她坐下，她回答說：「要是我跌倒了，頂多傷口噴噴血，沒問題的。你有小寶寶，跌倒可不得了！讓我也能幫助你，好嗎？」

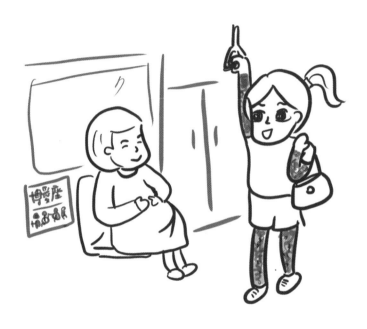

　　我知道，她早已不再是報導中的「傷者」了。

以症為師

受傷之後疼痛緊繃，
你可以這樣做

　　從小到大，我們受傷的經驗多到數不清。小時候學騎單車，一天跌十次都不覺得有問題；中年之後不小心跌一跤，可能就要痛上十天半個月，更不敢想像老人家跌倒的危險性了。有些人在受傷當下並不覺得很嚴重，但接踵而來的後遺症卻沒完沒了。

　　我的個案是一位演奏家，在一次預演時跌倒，手反射性的往前撐地。這一撐不得了，她的雙手完全舉不起來、疼痛難耐、手肘無法外轉、手腕僵硬、手指也彎不起來。影像檢查明明沒有嚴重的狀況，卻只能留職停薪做物理治療，她整整努力復健了一年，才重新回到工作崗位。不就是跌倒、手撐了一下，為什麼情況就這麼慘呢？原因是——傷會累積。

　　我們把身體想像成褲頭的鬆緊帶吧！鬆緊帶裡有很多條細小的橡皮筋。新生兒的時候，每一條橡皮筋都很有彈性，但隨著在成長的過程，多少都會受傷；受傷之後，身體就會努力讓傷口癒合。

身體怎麼使傷口癒合呢？

　　出血的傷口會凝固、結痂、增生組織，變成穩固的疤痕，讓受傷的部位短期內不會再裂開，因此疤痕通常都會比周圍的組織堅硬、且沒有彈性。就像是斷了一小條橡皮筋，你先拿膠帶黏起

來，簡單處理。

如果在受傷後，沒有特別訓練或處理這些堅固的增生組織，那麼隨著年齡的累積、傷痕的累積，就像鬆緊帶上貼滿了膠帶。等到有一天，僅剩的幾條鬆緊帶也斷掉的時候，你的狀態就會嚴重到超乎預料。

「可是我明明才跌倒這一次啊！」演奏家這樣問我。我請她回想，在跌倒之前，肩、肘、手是不是就經常痠痛了呢？她說「是啊」，跌倒的那陣子正好有密集演出跟國外巡演，因此她瘋狂團練，每天都手臂貼滿藥布。我告訴她：「那就對啦，其實你已經過度使用的你的肩、肘、手，它早就用痠痛告訴你，它快撐不住了啊！跌倒只是壓倒它的最後一根稻草而已。」

之前過度使用導致的肌腱炎，其實也是一種受傷，但就像是溫水煮青蛙一般，侵蝕著我們的身體，但我們卻絲毫未察、直到潰堤。

我們不能小看每一次的痠痛、小傷跟疤痕。受傷後，身體為了要保護傷口，除了剛剛提到的癒合機轉之外，身體跟大腦也會產生一個「動到傷口就會疼痛」的連結，目的是警示你「不要動，會受傷！」

在受傷初期，這個連結會給我們良好的保護，但如果連結在傷口癒合之後依然存在，那麼即使你只是拿起碗筷，都會覺得疼痛難耐。因此有人說，慢性疼痛是大腦的問題。

為什麼這個連結不會修正呢？

有幾種可能的原因：一、反覆的受傷或發炎，例如過度使用、姿勢不良；二、受傷後沒有良好的訓練或過於激烈的處置，導致神經變得過度敏感；三、創傷太巨大或是與心理有關的創傷記憶。受傷復原不是看不見傷口就好，而是要重新建立一個更有彈性、更堅韌的身心，才能讓我們更強壯。

書寫練習

我們要為自己寫一個受傷編年史，從出生到現在，請把你印象深刻的受傷史寫出來。如果小時候的傷，你卻還記得鉅細靡遺，甚至依舊帶著情緒，那麼這個傷肯定是沒有真正康復，只是被掩蓋了。

自我介紹

很多人習慣說：「我之前哪裡受傷，不過那個不重要。」其實不重要的傷，你就真的不會記得了。所以，只要是你腦中閃過的，都請記下來。此外，反覆的痠痛是屬於慢性的受傷；這樣的傷就像是綁在身上的腳鐐手銬，慢慢的侵蝕折磨著你。只要同一個部位的痠痛持續兩週以上，也請記錄下來。

- ## 受傷的時間點／部位／經過；受傷部位現在的狀況／想到當時受傷的情緒

  - **範例**　十年前的某個晚上，因為與其他機車擦撞，膝蓋嚴重撞傷，當時很害怕會留下嚴重後遺症。現在只要天氣一有變化，膝蓋就會痠痛。

  （回想一下，寫看看。）

  _____

  _____

  _____

身體地圖

　　將上述的受傷編年史，對應你現在身上痠痛不舒服的部位，圈出你覺得可能的對應，並在身體地圖的旁邊標上「我希望可以恢復的目標」。

　　這個目標請寫具體的功能性活動目標，以演奏家為例：「能順利演奏兩小節」，這就是功能性具體的目標；不要寫「不痛、回復得跟之前一樣」。這不是目標，這往往是不甘心。

　　進步是一點一點累積的，可能還是有疼痛感，但可以從一小節、一首曲子，一直到完整演出，這都是進步，但如果只糾結

在「我還是會痛」，就會令人很沮喪。而且，就算是同樣的八分痛，從原本是演奏一小節就痛了，到可以完整演出完才疼痛，這中間的進步是非常大的。

在治療的過程中，我經常提醒個案，我們太容易將疼痛聚焦在自身上，卻忽略了進展，就會陷入沮喪，結果造成大腦跟疼痛的連結再度加深，更不利於復原。

一位燒燙傷的個案跟我說，燙傷最痛苦的不是刷洗傷口或手術，而是復健。復健就像要從十八層地獄往上爬，我就像從井口垂放繩子給她的人，在洞口喊著：「又爬上來五公分了，加油！」這讓她提醒自己，即便還在地獄中，但也離自由愈來愈近了。

● **範例** 左手手腕韌帶拉傷

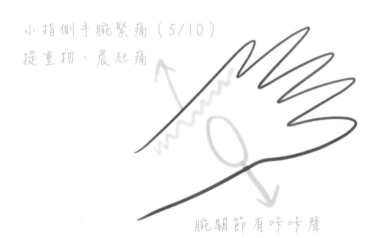

小指側手腕緊痛（5/10）
提重物、晨起痛

腕關節有咔咔聲

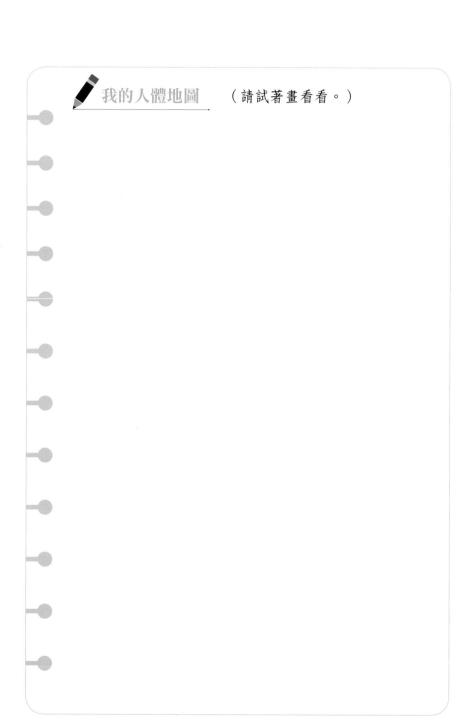

✏️ 我的人體地圖 （請試著畫看看。）

以症為師——受傷之後疼痛緊繃時

電量戰力圖

做完上面的兩項練習之後，再閉上眼睛感受一下，這些傷口，如今帶給你的感受如何？對於肢體的限制，精神、情緒的影響，甚至人際關係的改變，其他的生理反應等，全部描畫下來。

接著再想一想，你最喜歡的美食或風景，再畫一次戰力圖。比較一下兩者的差異，就可以大概知道，這個傷如何影響了你。

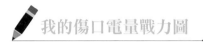
我的傷口電量戰力圖

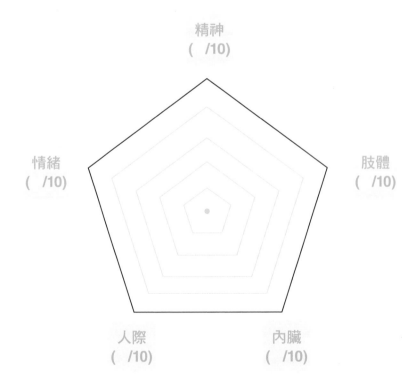

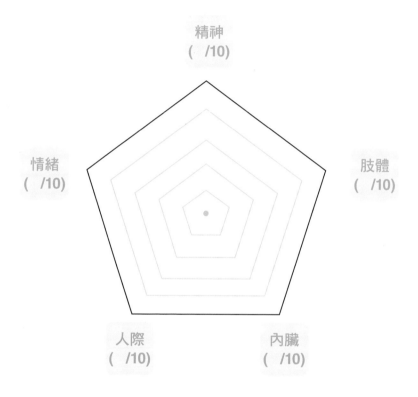

精神
(/10)

肢體
(/10)

情緒
(/10)

內臟
(/10)

人際
(/10)

💡 動作檢視

西瓜分享操

　　把整套西瓜分享操執行過一次之後，排序找出最簡單到最困難的動作，然後依序從最輕鬆的練習起，每天替換一個困難的動作上去，慢慢練習回來。下表是我的難易度列表：

動作	我的排序（最簡單 1➜ 最難 6）
一個大西瓜	2
你一塊、我一塊	4
阿公一塊、阿媽一塊	5
地上小狗來一塊	6
樹上小貓也一塊	3
一起分享真滿足	1

　　第一天，先做排名 1、2 的動作各十次，重複兩回；第二天，排名 1 的動作各八次 + 排名 2 的動作十次，另外兩次替換為排名 3 的動作，重複兩回；第三天排名 3 變成四次，排名 1 變成六次，這樣逐漸替換掉排名 1 的動作，接續排名 4 的動作替換排名 2 的動作。以此類推。

　　一開始如果覺得太輕鬆，可以加快替換的速度。感覺吃力時，再放慢速度，並以建議的次數操作。若有慢性疼痛或曾動手術、有重大創傷的朋友，建議慢慢每天兩次替換就好了，切勿心急。就算動作簡單，只要持續的做，也都會看見效果。

筋膜疼痛對症自療

動作結束的電量戰力圖　　（評估後，再畫看看。）

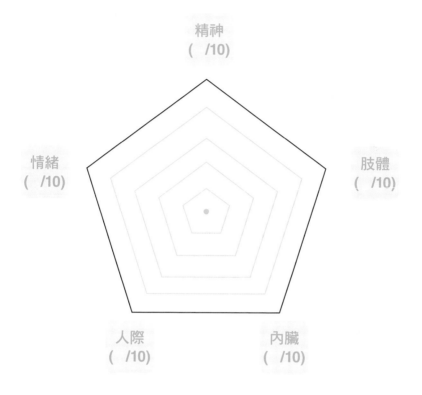

精神
(　/10)

肢體
(　/10)

情緒
(　/10)

人際
(　/10)

內臟
(　/10)

04

以症為師──受傷之後疼痛緊繃時

　　想像我們出生時的身體是一顆氣球，充滿彈性。每受一次傷，癒合後的疤痕就像在氣球上貼膠帶，年紀愈大、受傷愈多，就累積愈多膠帶，氣球本身的彈性愈來愈少。隨著彈性下降，氣球承受衝擊的能力就更下降，因此就更容易受傷。如果每次受傷後，都能將彈性訓練回來，就能保持身體的靈活度與耐受性，自然更健康。

　　一位先生在太太的攙扶下進到治療室，他站不直、走路困難、臉部扭曲，看得出來十分痛苦。我趕緊問他是否需要躺下，他虛弱的說他無法平躺，我跟太太連忙攙扶著他側躺下來。

　　這位先生是由醫院裡的醫師轉介到治療所的，他是剛從醫院退休的醫療主管。由於工作的關係，他長年需要低頭、久站、加班，腰痛跟背痛早已是家常便飯。但因為工作忙又在醫院上班，所以疼痛時，他就請同事幫忙開藥吃吃，用止痛藥、肌肉鬆弛劑撐著。沒想到退休沒多久，帶了幾天孫子後，開始疼痛難耐，吃止痛藥也沒用。回到醫院詳細檢查，發現他的腰椎已經滑脫得很嚴重，醫師說一定要開刀了。

　　因為自己在醫院上了一輩子的班，他非常相信現代科學「開了刀，一切問題就解決了」，於是充滿自信的去開刀。他在腰椎的第四到五節做了融合術，也就是把壓迫的神經整理好、不壓迫後，醫師再裝上釘子固定，讓滑脫最嚴重的兩節不要再移動。手術後，疼痛感的確降低許多，在他住院的那幾天，走起路也不痛了。他歡欣鼓舞的回家後，馬上就自信滿滿的說要幫忙照顧孫子，也從事他最喜歡的園藝工作。

　　術後不到一個月，他又開始疼痛了。這次不僅是原本的腰痛，背也痛、腿也痛，就醫檢查發現是傷口嚴重發炎加上感染，只好再度入院。這次住院，他不敢再亂動、全程躺好。出院後，他想回復生活常態，卻發現動一下就疼痛難耐。

　　就這樣，來來回回的複診，斷斷續續住院了好幾個月，醫師

確認開刀的位置沒有問題，手術也很成功，但是在開刀位置的上方第二到三節腰椎，卻發生了比術前嚴重的滑脫，連胸椎都開始有壓迫跟變形的情況。醫師告知，如果要外科處置，只能幫他開第二次刀，於是建議他試試物理治療。原本不相信物理治療的他，帶著被醫師放棄、憤怒又無助的心情來找我。

　　他跟我說，他堅信科學的方式能夠修理好所有人體的問題，就像修理機器一樣，壞一個零件就換一個齒輪，所以出院的隔天，他感覺自己像是全新的鋼鐵人、充滿自信。他每天坐在小凳子上處理花木、彎腰整理花木、搬花盆、抱孫子，結果這些動作竟然讓他痛苦萬分。他覺得，他被一輩子堅信的理念背叛了。他不知道物理治療這種不動刀、不吃藥的方法，能幫助他什麼？

　　評估過後，我發現他的核心肌群、脊椎周邊的肌力都非常弱，全身肌肉量都不足。由於長期的姿勢不良，他的肌肉、軟組織早已失去彈性，脊柱的關節活動度也很差。他不僅對於正確的姿勢完全沒有概念，更因為不正常的代償習慣，讓他的脊椎排列問題嚴重。

　　我向他解釋，長期錯誤的使用身體，因此身體出現許多代償。上班時的疼痛就是在提醒他，需要處理跟調整了。但長期忽略疼痛，以及未調整工作方式與身體姿勢，造成某些部位的壓力太大，進而導致脊椎滑脫的現象，神經壓迫的結果；但那是結果，不是原因。為了避免繼續壓迫惡化，外科醫師幫忙以手術釘上鷹架。但是，如果病人依舊沒有矯正姿勢，訓練肌肉正確的用

力方式，不但原本的肌肉關節問題不會改善，連術後本來就虛弱的身體組織部位也會被破壞。一般來說，開刀後相關的肌肉群會被抑制而萎縮無力，術後本來就需要一段時間的復健，才能讓醫師的手術呈現出最好的結果。

他問我說：「我還有救嗎？我這輩子是不是都不能再好好走路了？」我看到他無助又憤怒的眼神，似乎就像掉到井裡，祈求在井口的我救他上來。我知道我能做的，只有把梯子放下去給他。至於能不能爬上來，得要靠他自己了。

我請他要有信心，但更要有耐心。只有一起努力治療，才不會讓外科醫師的努力泡湯。我從徒手治療開始，從因反覆感染而導致軟組織的過度敏感疼痛的傷口部位開始，減輕不正常的張力，再配合非常簡單的居家運動，一步一步找回「這個動作我能做」的自信。

漸漸的，他可以平躺好好睡一覺，接著可以扶著椅背練習站立。一個月後，他可以拿著助行器慢慢走進治療室；三個月後，他換為拿拐杖，也能在家裡做完整套居家運動，療程也從一週兩次，慢慢拉長間距到兩週一次。

再接著，我們開始訓練拿掉拐杖、走路的動態平衡等，居家運動的分量與難度提高，回到治療室的間距再拉長。這時候的他，已經養成了良好的運動習慣。有一次，他跟我說：「陳老師，我今天是自己一個人坐公車來的。」當時，他看著我的眼神充滿了光芒，就像是小朋友第一次投球進籃的那種閃耀。

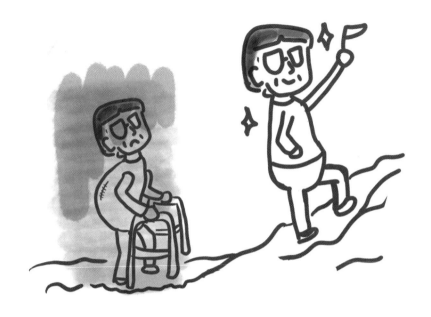

　　「以前我總以為物理治療是『沒勒治療[註]』，總覺得復健是病人沒有救了，才丟到那邊去養老。我也試著拉過幾次腰，覺得效果不彰，我就不再去了，壓根兒也不聽治療師指導衛教。現在才知道，身體不是機器人。所謂的好身體，是要靠自己好好一步步的照顧跟訓練的，不是單純靠藥物靠手術就可以修理一切。有了正確的心態，我相信我可以比以前更靈活。」他謝謝我幫助他重新站起來，不用拖累太太照顧他下半生；我感謝他相信我，願意讓我陪伴他一起進步。現在，我偶爾會收到他爬山旅遊拍的照片，我知道他把自己照顧得很好。個案能夠自在的生活，就是治療師最大的成就感。

[註] 臺語的「沒在治療」。

　　手術，就像是先破壞再建設的概念，對身體來說，也是一種創傷。在處理疾患的部位之後，面臨的就是一連串的傷口癒合與修復的過程。根據手術的型態與原本疾患的狀態不同，當然會有不同的術後表現。但原則上，我建議在術前、術後都進行對應的物理治療療程。術前的物理治療，盡可能的幫助保持良好手術前的身體狀態，或相對應的軟組織彈性、肌力，以及提前準備好該有的術後衛教知識。術後的物理治療，則是可以幫助減輕疼痛、促進傷口癒合表現、提升功能回復，讓我們能良好且盡快的恢復元氣。

　　不管手術的大小，「疤痕」都是我們不能忽略的。我常遇到在微創或內視鏡手術後，產生莫名刺痛感的個案，但回診檢查結果卻發現手術的部位恢復良好，表面的傷口也沒有明顯問題。這時候我就會去了解，當初手術的區域範圍，然後做相關範圍的觸診，找出位在體內的「疤痕樹」，為個案進行徒手或運動治療，改善疼痛及動作狀況。

　　我有幾位進行肺部微創切除小腫瘤的個案，皮表上的傷口大概都是三到五公分而已，但在術後的一兩年，仍不時會感覺抽痛，動作受限。其中有一位個案，甚至感覺整個側邊軀幹都有緊痛感，導致她的上肢無法舉高、呼吸受限，影響生活功能。回到門診檢查，肺部手術的部位恢復得很好，手術也很成功。

像這樣的術後疼痛不是主治醫師的範疇，所以也只能開始與止痛藥、肌肉鬆弛劑為伴，有的個案甚至被建議去身心科就醫。術後的心理因素雖然也可能導致疼痛感，但大部分的疼痛，都是術後整體軟組織張力因巨大改變所導致，或因與動作失能引起的。

打個比方，我在一顆皮球上劃破一個五公分的洞，然後用縫線縫起來。試想一下，這顆皮球整體的張力還會是均衡的嗎？在拍球的時候，是不是就容易出現無法預期的彈跳路徑呢？如果要改善，就得找出被手術影響的範圍路徑，將緊縮的部分柔軟，將無力的部分充實。術後愈早開始進行物理治療，愈能良好預防手術後續的肢體痠痛緊感、動作失能等骨骼肌肉相關症狀。同樣的，如果發現術後出現疼痛難以改善、動作失能等狀況，在與主治醫師討論後，也建議盡早以物理治療輔助療程，幫助恢復。

「醫師說開完刀，馬上就可以恢復生活了。」

我在治療室裡很常聽到個案這麼說。這並非不可能，但因人而異。我們都不想要手術，非得走到手術這一步，一定是想要開完刀，就可以馬上恢復像一尾活龍的活力，但實際上仍需要一定的時間康復。而物理治療就是幫助你加速術後恢復的速度，並且確保你以正確的方式來復健。有些人手術很成功，但是缺乏後續復健的正確概念，過度保護或太早使用身體，反而使手術的效果不佳，比方很常見的「膝關節置換術」（Total Knee Replacement, TKR）。

需要做 TKR 的個案大多是嚴重退化性關節炎或關節炎嚴重的個案，基本上關節周邊的軟組織長年發炎腫脹、沒有彈性，下

肢、核心等肌力都明顯不足，而因為多年的膝關節疼痛，步態也是各種不正確的代償，這些都不是換掉磨損的關節之後，手術醒來就可以馬上變身的。我們需要重新訓練軟組織彈性（還要照顧術後疤痕不沾黏）、訓練肌力，訓練新的身體使用方式，避免代償，才能把醫師幫你換上的新關節，發揮到最佳的功能。

「那醫師也沒有叫我復健啊！」

我也常常聽到個案這麼說。這是因為臺灣的制度沒有強制規定術後一定要會診復健科，但就我所知，有些醫院或我之前合作過的幾位外科醫師，也開始跟國外一樣，會在術前、術後照會物理治療，由物理治療師規劃良好的輔助療程，幫助個案恢復得更好。如果你的主治醫師沒有主動為你會診，也不用擔心，可以在病情穩定後到復健科掛號，說明你的手術情況，請復健科醫師安排適合的物理治療師協助你。

書寫練習

無論手術是大是小，對自己或家人而言，都會有一定的恐懼與焦慮，尤其我們大多對手術的醫療專業不了解。我的建議是，要對自己即將做的手術多一些了解，除了 google 之外，一定要跟你的醫師充分討論！一定要跟你的醫師充分討論！一定要跟你的醫師充分討論！（非常重要，所以要講三遍）也可以諮詢你信任的相關醫療人員，例如可以跟你的物理治療師或心理師討論，

多聽取一些不同的角度的意見。另外，在跟醫師或治療師討論之前，先將自己的疑問、焦慮、害怕書寫下來，跟醫療人員溝通、相互理解，彼此的醫病關係互信度才能更好，預後也能更好。

自我介紹

將自己即將或已經接受的手術記錄下來，連同醫師解說或自己查詢的相關資料也一併寫下，了解疾病的成因、影響的範圍，以及醫師要為你開刀的形式與細節，醫師在術前都會進行詳細的說明這些內容。如果還不是很了解，也可以詢問相關的專科護理師或住院醫師等專業人員。手術是要在自己身上執行的，多一分了解，就可以少一分焦慮。

手術名稱

● 範例　　膝關節置換術

疾病成因

● 範例　　退化疼痛的關節

● 開刀方式

● 範例　將關節置換為金屬（陶瓷等材質）。

（知道多少，都寫下來。）

● 術後的影響

● 範例　醫師說，術後復健可以回到正常生活，但網路上說，術後會很疼痛。

（請寫寫看。）

● 對手術的疑慮及期待

● 範例　疼痛會持續多久？復健要多久？能再路跑嗎？

（想一想，試著寫下來。）

身體地圖

　　將身上的手術疤痕標示出來，包括顏色、大小、粗細、凹凸、疼痛癢麻等，將其詳盡的記錄下來，再以色筆將疼痛或不適的感覺塗上去，看看跟手術或疤痕的位置是否有關聯。這樣的記錄也是與醫師、治療師溝通時很好的工具，也能檢視自己的恢復進度。

　　有些個案不約而同的跟我說，從受傷後或術後，就再也沒有正眼觀察過自己的疤痕，因為覺得可怕、噁心；有些是一直感覺厭惡，想辦法貼美容膠、用衣物蓋住。換個角度想，「疤痕」是你跟傷痛、疾病奮戰而留下的勳章。如果沒有疤痕努力的癒合你的傷口，就更走不到復原的那一步。因此，要好好感謝自己的疤痕，感謝那些疼痛的部位，因為它們在為你奮戰著。

● 範例

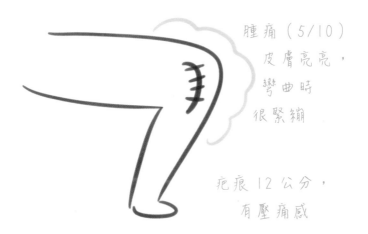

腫痛（5/10）

皮膚亮亮，

彎曲時

很緊繃

疤痕12公分，

有壓痛感

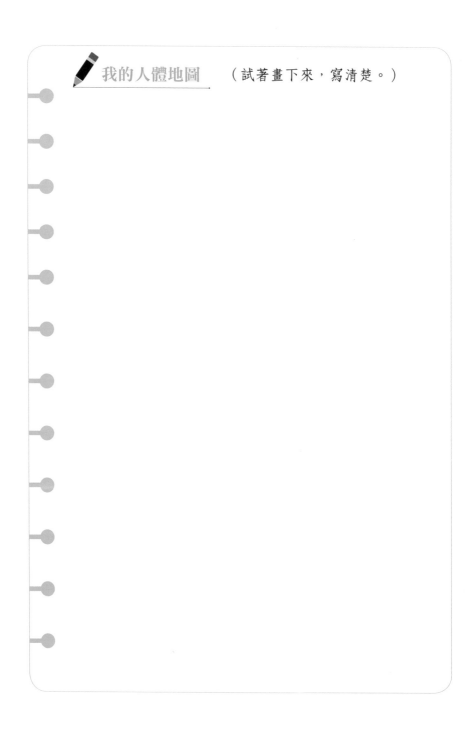

我的人體地圖　　（試著畫下來，寫清楚。）

筋膜疼痛對症自療

電量戰力圖

術後不管在哪一方面，都是大損耗元氣，每天一定要記錄戰力圖。如果發現戰力低落時，就不要做激烈、辛勞的工作與運動，可以聽聽舒緩的音樂，多休息。戰力較滿的時候，就多做一些補充能量的動作，例如晒太陽、進食、愉快輕鬆的跟家人互動，做復健運動，嘗試一些日常工作，這樣就能逐步掌握到自己的恢復進度。

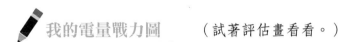 我的電量戰力圖　　（試著評估畫看看。）

以症為師——手術後要加速恢復元氣時

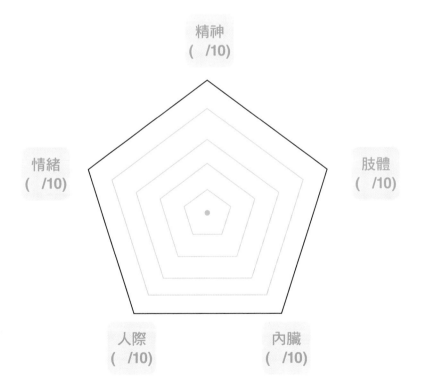

精神
(　/10)

肢體
(　/10)

情緒
(　/10)

人際
(　/10)

內臟
(　/10)

動作檢視

手術後的復健運動，根據手術的型態不同有很大的差異。建議諮詢你的醫師與物理治療師，幫助你設計適合的復健運動。

西瓜分享操

在手術後三個月，若日常生活功能大致已恢復的情況下，可以將整套的西瓜分享操當作保健運動，或是做其他運動之前的暖身動作！一起來複習一下：

動作口訣

一個大西瓜，你一塊、我一塊，阿公一塊、阿媽一塊，地上小狗來一塊，樹上小貓也一塊，一起分享真滿足。

（每個步驟請放慢速度並重複動作三次）

動作 1 一個大西瓜

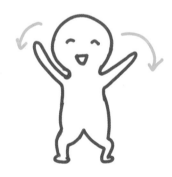

◆ **檢視** ➡ 雙肩關節活動度

◆ **動作** ➡ 雙手往後畫一個大圈，順勢吸氣，盡可能將手往後畫圈，並帶動挺胸與深吸氣。在雙手放下的時候，慢慢吐氣。

動作
2

你一塊、我一塊

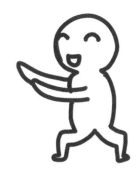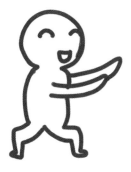

◆ **檢視 ➡** 軀幹旋轉與下肢穩定度

◆ **動作 ➡** 兩手掌帶動身體往右轉，將手延伸。保持雙
膝微蹲不移動。盡可能將身體旋轉到最多。
將手往斜後方推、邊吐氣，眼睛看向雙手。
吸氣時，雙手收回胸前，再換邊操作。

動作
3

阿公一塊、阿媽一塊

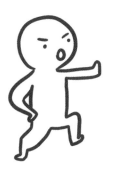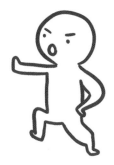

◆ **檢視 ➡** 肩、髖關節活動度與下肢穩定度

◆ **動作 ➡** 吸氣，右腳慢慢的往右後方跨一個九十度的大
步，右手也順勢往右畫一圈，吐氣回到中間。
吸氣、左腳慢慢的往左後方跨一個九十度大
步，左手也順勢往左畫一圈，吐氣回到中間。
如果覺得站不穩，可以把步伐放小一些，在
平衡的狀態下，盡可能把腳抬高。

04

以症為師—手術後要加速恢復元氣時

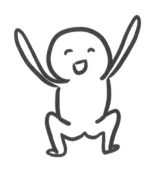

動作 **4** 地上小狗來一塊

◆ **檢視** ➡ 下肢肌力與整體協調度

◆ **動作** ➡ 吸氣、慢慢蹲下來，同時雙手由下往上抬起。蹲到最低時吐氣，慢慢起身時將手順勢放下。如果膝蓋無法蹲低，可以保持半蹲或是由站姿慢慢坐到椅子上。

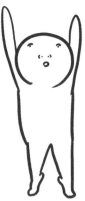

動作 **5** 樹上小貓也一塊

◆ **檢視** ➡ 下肢肌力、平衡感與上肢柔軟度

◆ **動作** ➡ 雙腳踮腳尖、雙手往天空延伸抬高，眼睛往天花板看，深吸氣。吐氣時將雙手雙腳放下、放鬆。如果無法維持平衡，可以一隻手扶著椅背，另一隻手舉高。

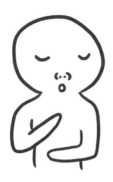

◆ **檢視** ➡ 呼吸跟整體自我狀態

◆ **動作** ➡ 雙手往兩側畫大圈，扶肚子，閉上眼睛做深呼吸。

　　如果接受過胸腔手術，可以將雙手放在胸口，再做深呼吸。深呼吸的過程中，感受自己的呼吸，吸到最飽、吐到最多。用自己的速度，等感覺輕鬆時，就完成囉。

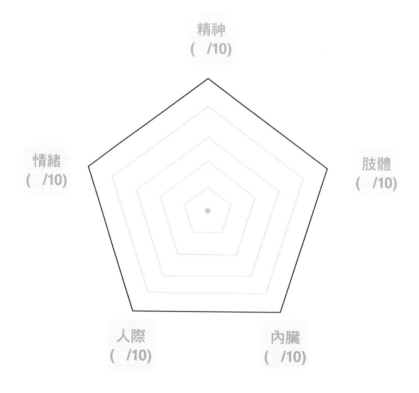

精神
(/10)

肢體
(/10)

情緒
(/10)

內臟
(/10)

人際
(/10)

從臨床經驗中，我發現有許多個案不了解，每種手術之後都需要讓組織好好恢復，甚至有些需要訓練，有些傷口疤痕需要處理等。

如果我們保持著交給醫師的神之手，期待在手術臺上睡一覺起來就煥然一新，或是術後不敢活動等，這些錯誤的觀念與不適當的術後保健，都會讓手術的成果大打折扣。

但是要怎麼照顧跟訓練，請與你的物理治療師討論，如何做術後的輔助治療，一起努力讓整體療效更好，才能盡早恢復生活功能。

以症為師─手術後要加速恢復元氣時

從獲得生命開始，我們都在追求幸福快樂。小時候的快樂很簡單，有好吃好玩的就很快樂。長大後，我們開始面臨許多壓力、緊張、焦慮、無力，身體也要承受疼痛、退化、創傷……感覺好像愈長大、離幸福愈遠。許多個案因為身體的不舒服來找我治療。在過程當中，我們一起探索到身心的關聯；慢性的身體不適，往往跟心理狀態密不可分、互為因果。

在我大學時代所學習的西方醫學課程，強調要解析每一個部位，找出一個病因，似乎只要斬除那個問題，就能解決一切不適。實習時，我開始接觸到當時還不流行的「筋膜」概念，才了解到：全身結構是整體的。就像東方經絡的概念，疼痛的位置往往不是原因。研究所的時候，我接觸到了自律神經跟疼痛，知道自律神經跟身體的緊繃與症狀，有密切的連結。經過實證也發現，身體的舒緩可以改善自律神經平衡。再後來，我學習了顱薦椎療法、情緒釋放技巧、禪柔等。從我自己的親身經歷體會到，心理、身體、環境，與自身的狀態都是息息相關的。

繞了一大圈，我慢慢體會到，這些就是小時候父親給我看的《易經》跟東方醫學的概念：萬物皆有兩面，再衍生四象、五行等，相生相剋、生生不息。凡事需要調整到一個動態的平衡，不足就補、過多就洩，要不然失衡了就會出狀況。

　　肌肉骨骼跟自律神經，心理情緒跟身體結構，個人狀態與社會環境，身心健康與人際關係等都是如此，每一件事物都是環環相扣、互相影響的。外在事物會影響我們的身心狀態，同樣的，我們也造就了環境跟世界。學習讓身體跟心理有彈性，了解症狀和痛苦是一種提醒，讓我們重新檢視自己和世界。許多事情不是一己之力可以改變或盡如人意，但用善的理念出發去對待自己與他人，原諒自己也理解他人，在有限的身體與時間裡，找到無限的滿足與愛，擁有生命就是一件值得感謝的事，祝福你。

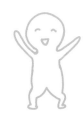

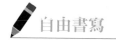
自由書寫

國家圖書館出版品預行編目資料

筋膜疼痛對症自療／陳淵琪著.——初版.——臺中市：晨星出版
有限公司，2022.10
　　面；公分.——（健康百科；61）

　ISBN 978-626-320-245-0（平裝）

　1. CST：肌筋膜放鬆術　2. .CST：疼痛醫學

418.9314　　　　　　　　　　　　　　　　　　111013971

健康百科 61

筋膜疼痛對症自療

可至線上填回函！

作者	陳淵琪
主編	莊雅琦
企劃	何錦雲
編輯	洪　絹
校對	洪　絹、莊雅琦
美術編輯	林姿秀
封面設計	王大可

創辦人	陳銘民
發行所	晨星出版有限公司 407台中市西屯區工業30路1號1樓 TEL：04-23595820　FAX：04-23550581 E-mail：service-taipei@morningstar.com.tw http://star.morningstar.com.tw 行政院新聞局局版台業字第2500號
法律顧問	陳思成律師
初版	西元2022年09月23日

讀者服務專線	TEL：02-23672044／04-23595819#230
讀者傳真專線	FAX：02-23635741／04-23595493
讀者專用信箱	service@morningstar.com.tw
網路書店	http://www.morningstar.com.tw
郵政劃撥	15060393（知己圖書股份有限公司）

印刷	上好印刷股份有限公司

定價 400 元
ISBN　978-626-320-245-0

力評分。

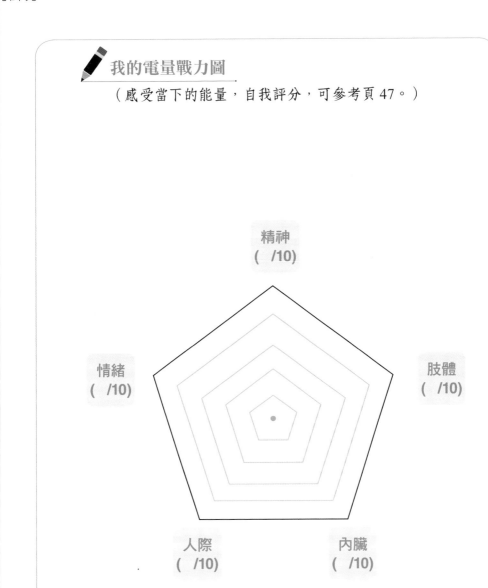

我的電量戰力圖

（感受當下的能量，自我評分，可參考頁47。）

精神
(/10)

肢體
(/10)

情緒
(/10)

人際
(/10)

內臟
(/10)

戰力評分。

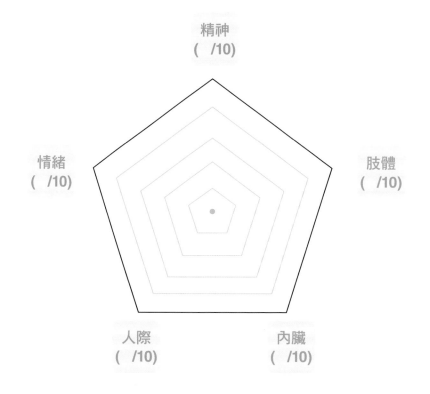

我的電量戰力圖

（感受當下的能量，自我評分，可參考頁 47。）

精神
（ /10)

肢體
（ /10)

情緒
（ /10)

人際
（ /10)

內臟
（ /10)